急性缺血性卒中病例精粹

Acute Ischemic Stroke Pearls

特邀顾问　董　强　宋海庆

主　　编　韩　翔（复旦大学附属华山医院）

　　　　　吕　毅（Techpool Medical Affairs）

　　　　　宋珏娴（首都医科大学附属宣武医院）

副 主 编　吴丹红（复旦大学附属上海市第五人民医院）

　　　　　张志军（Techpool Medical Affairs）

　　　　　赵　静（复旦大学附属闵行医院）

世界图书出版公司

图书在版编目（CIP）数据

急性缺血性卒中病例精粹 / 韩翔，吕毅，宋珏娴主编 . —西安：世界图书出版
西安有限公司，2017.1
ISBN 978-7-5192-2282-6

Ⅰ.①急… Ⅱ.①韩… ②吕… ③宋… Ⅲ.①急性病 – 脑缺血 – 脑血管疾病 –
病案 – 汇编 Ⅳ.① R743.3

中国版本图书馆 CIP 数据核字（2016）第 323540 号

书　　名	急性缺血性卒中病例精粹
	Jixing Quexuexing Cuzhong Bingli Jingcui
主　　编	韩　翔　吕　毅　宋珏娴
责任编辑	王梦华　杨　莉
装帧设计	新纪元文化传播
出版发行	世界图书出版西安有限公司
地　　址	西安市北大街 85 号
邮　　编	710003
电　　话	029-87214941　87233647（市场营销部）
	029-87234767（总编室）
网　　址	http://www.wpcxa.com
邮　　箱	xast@wpcxa.com
经　　销	新华书店
印　　刷	陕西天意印务有限责任公司
开　　本	889mm×1194mm　1/16
印　　张	11.25
字　　数	200 千字
版　　次	2017 年 1 月第 1 版　2017 年 1 月第 1 次印刷
国际书号	ISBN 978-7-5192-2282-6
定　　价	110.00 元

编委名单

（按姓氏拼音排序）

艾　华（上海交通大学附属第六人民医院）

安　珂（遵义医学院附属医院）

曹文杰（复旦大学附属华山医院）

陈　佳（首都医科大学附属宣武医院）

陈鹭跃（厦门大学附属中山医院）

邓　艳（浙江大学医学院附属第二医院）

董　恺（首都医科大学附属宣武医院）

董　莉（云南省第三人民医院）

高　洪（昆明医科大学附属曲靖医院）

高云翔（昆明医科大学附属甘美医院）

芶　越（遵义医学院附属医院）

和　瑾（昆明医科大学附属甘美医院）

黄宇骏（University of California Irvine）

频欣茹（宁波市第一医院）

李　骅（昆明医科大学第一附属医院）

李龙宣（第二军医大学附属公利医院）

李颖川（University of Wisconsin-Madison）

刘华华（复旦大学附属华山医院）

刘俊霞（遵义医学院附属医院）

刘枫荻（上海交通大学医学院附属第九人民医院）

聂志余（同济大学附属同济医院）

钱　芸（南京医科大学附属杭州医院）

孙鸿展（浙江省瑞安市中医院）

孙　杰（昆明医科大学附属甘美医院）

唐加华（遵义医学院附属医院）

田新华（厦门大学附属中山医院）

王百辰（浙江中医药大学附属同德医院）

王国涛（复旦大学附属华山医院台州分院）

王默力（首都医科大学附属宣武医院）

王　韵（首都医科大学附属朝阳医院）

翁迎峰（复旦大学附属闵行医院）

万　果（遵义医学院附属医院）

万　硕（遵义医学院附属医院）

王苗苗（首都医科大学附属宣武医院）

吴　慧（复旦大学附属闵行医院）

吴　磊（浙江大学医学院附属第二医院）

杨　旗（首都医科大学附属宣武医院）

杨云霞（昆明医科大学附属甘美医院）

杨维杰（上海交通大学医学院附属第九人民医院）

杨永轩（北京市右安门医院）

曾　蓉（云南省第一人民医院）

章陈露（福建医科大学附属龙岩第一医院）

张海岳（首都医科大学附属宣武医院）

张　灏（南京医科大学附属杭州医院）

张　钰（上海交通大学医学院附属瑞金医院）

张　倩（首都医科大学附属宣武医院）

张文梅（上海交通大学附属第六人民医院）

张一帆（首都医科大学附属宣武医院）

张永军（上海交通大学附属第六人民医院）

张震中（浙江中医药大学附属同德医院）

前言
P ERFACE

脑血管病又称脑血管意外或（脑）卒中（stroke），是由于脑部血管突然破裂或因血管阻塞造成血液循环障碍引起脑组织损伤的一组疾病，以脑部缺血及出血性损伤症状为主要临床表现，具有极高的病死率和致残率。随着我国慢性病发病年龄的提前和人口老龄化趋势的加重以及人们生活方式的转变，不仅卒中防治的形式更加严峻，而且它所带来的巨大经济负担也是我国目前的经济发展水平、社会、政府和家庭承受能力难以应对的。在我国，卒中的发病率显著高于欧美发达国家，甚至高于印度、泰国等发展中国家，并正在以 9% 的速度递增，2008 年出版的《全国第三次死因回顾抽样调查报告》显示：脑血管疾病已超过恶性肿瘤、呼吸系统疾病和心血管疾病等的死亡率，居我国疾病死因第一位，为 136.64 人 /10 万人。

卒中按其性质主要分为出血性卒中和缺血性卒中，其中缺血性卒中最为常见，占全部卒中的 60%~80%。随着医疗技术的发展，缺血性卒中的诊断手段有了质的飞跃。头颅 CT 在起病 24 ~ 28h 后可见梗死区明显低密度改变；头颅 MRI 扫描在发病后 4h 即可诊断；数字减影血管造影（DSA）、CT 或 MR 血管成像可显示脑内大动脉的病变部位和性质，包括脑动脉狭窄、闭塞或扭曲部位和程度；经颅多普勒检查（TCD）可以无创伤性检查脑血流动力学改变，判定脑血管有无狭窄和闭塞。另一方面，缺血性卒中的治疗方法也不断更新，发病后 4.5h 内给予重组组织型纤溶酶原激活剂（rt-PA）静脉溶栓，能够有效恢复梗死区脑组织的血流，实现再灌注，改善患者的神经功能预后；血管内介入治疗包括动脉溶栓、桥接、机械取栓、血管成形和支架置入术等，随着介入材料的不断更新换代，最新的多项研究都证实了血管内介入治疗的高血管再通率和低手术并发症；药物治疗方面，改善脑血循环药物、脑神经保护药物都取得了一定的疗效。根据患者的不同病因、发病机制、临床类型、发病时间等情况确定治疗方案，给予个体化治疗是当今治疗缺血性脑血管病的发展方向。

　　临床上的缺血性脑血管病患者往往合并较多基础疾病，各种症状体征混杂，给治疗带来一定的困扰。本书精选了多家卒中中心的急性缺血性卒中病例，每个病例都包含详细的临床表现、辅助检查、诊疗经过和神经内科专科意见，共分为22个章节，旨在帮助各位临床工作者在处理缺血性卒中时能够拓宽眼界，发散思维，在实际临床工作中结合每一例患者的自身情况予以精准治疗。本书除了精选的临床病例外，还增加了卒中临床护理及眼科部分，对卒中临床综合治疗提供了更多依据。

　　临床医学是一门实践性很强的学科，扎实的理论基础加上丰富的临床实践能力才能形成科学的临床思维。临床思维是分析、综合、比较、概括的结合，是临床能力的核心，临床工作是一个不断发现问题、分析问题和解决问题的过程。只有积极主动并且刻苦地学习，才能不断强化自己的临床知识储备、锻炼自己的临床思维。真诚希望本书能对培养各位临床工作者的临床思维起到抛砖引玉的作用。

Techpool Medical Affairs　　吕　毅

2016-12-20

目 录
CONTENTS

第一章

大动脉粥样硬化型急性缺血性卒中

第一节 临床资料

病史摘要

患者，男性，49岁。主诉：发现左侧肢体活动不利5小时。

患者2015年10月28日15:30突发左侧肢体活动不利，表现为上肢不能上抬，行走不能，伴口角歪斜，双眼向右侧凝视。症状持续不缓解，遂来我院急诊就诊。头颅CT：右侧额颞枕叶低密度梗死灶（图1-1）。门诊拟诊为"脑梗死"收入院。既往有高血压病史1年余，血压最高150/100mmHg，未规律服用降压药，血压控制情况不详。近期有服用"冰毒"病史。有吸烟史30年，每天1包，未戒烟。有饮酒史，不规则饮酒。否认肝炎、结核等传染病史。否认食物、药物过敏史。

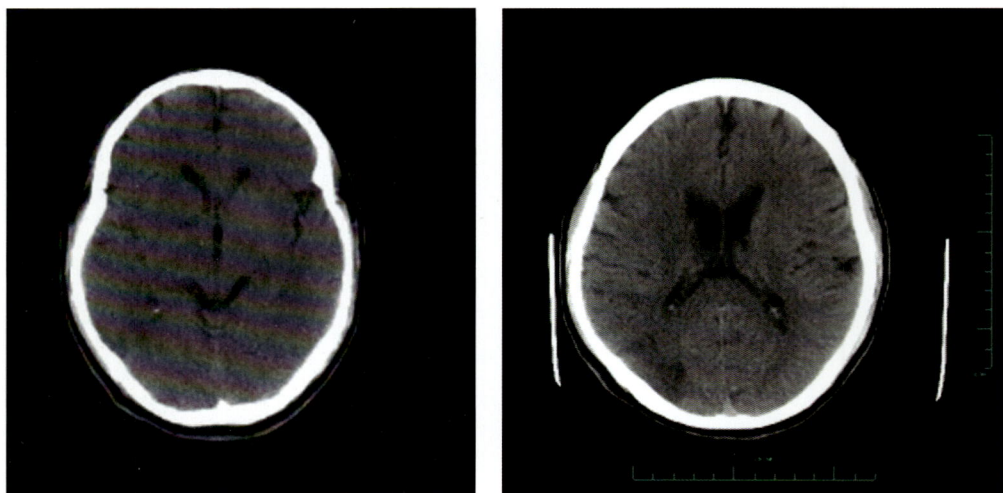

图 1-1　术前头颅 CT

体格检查

神志清楚，精神可，全身皮肤巩膜无明显黄染，浅表淋巴结未触及明显肿大。颈静脉无明显怒张，心律齐，未闻及明显病理性杂音。双肺呼吸音清，未闻及明显干湿性啰音。腹平软，无明显压痛及反跳痛，肝脾肋下未及，移动性浊音（－），肠鸣音 4 次 / 分。双肾区无叩痛。四肢各关节未见红肿，双下肢无明显浮肿。

神经专科检查

神志清，言语清，对答切题。双侧瞳孔等大等圆，直径约 2.5mm，对光反射灵敏，不全右向凝视麻痹。左侧鼻唇沟浅，伸舌左偏。左上肢肌力 0 级，左下肢近端肌力 2 级，远端 4 级。四肢肌张力无明显亢进。四肢腱反射（＋＋），粗测深浅感觉无明显异常。左侧巴宾斯基（Babinski）征（＋），右侧 Babinski 征（－）。

共济运动基本协调。美国国立卫生研究院卒中量表（NIHSS）评分 12 分。

辅助检查

1. **心电图** 窦性心律。
2. **心脏彩超** 左心室顺应性下降。

治疗经过

患者入院后于发病 6 小时进行脑血管 DSA 检查（图 1-2），术中见右侧大脑中动脉以远闭塞，右侧大脑前动脉未显影，未见皮层支代偿。与家属沟通后进行右侧大脑中动脉开通术。术后复查头颅 CT：未见明显出血（图 1-3）。术后患者凝视麻痹及中枢性面瘫明显好转。转入 ICU 治疗，24 小时生命体征平稳转回神经内科病房治疗。术后住院过程中给予患者拜阿司匹林抗血小板聚集，阿托伐他汀降脂及稳定斑块；同时给予患者尤瑞克林改善脑循环。术后第 3 天 CTA 有所改善（图 1-4）。出院时患者左侧肢体肌力恢复至 4 级，转至当地医院康复。

最终诊断

1. **急性缺血性脑梗死**

   TOAST 分型：大动脉粥样硬化型
2. **高血压病 3 级，极高危组**

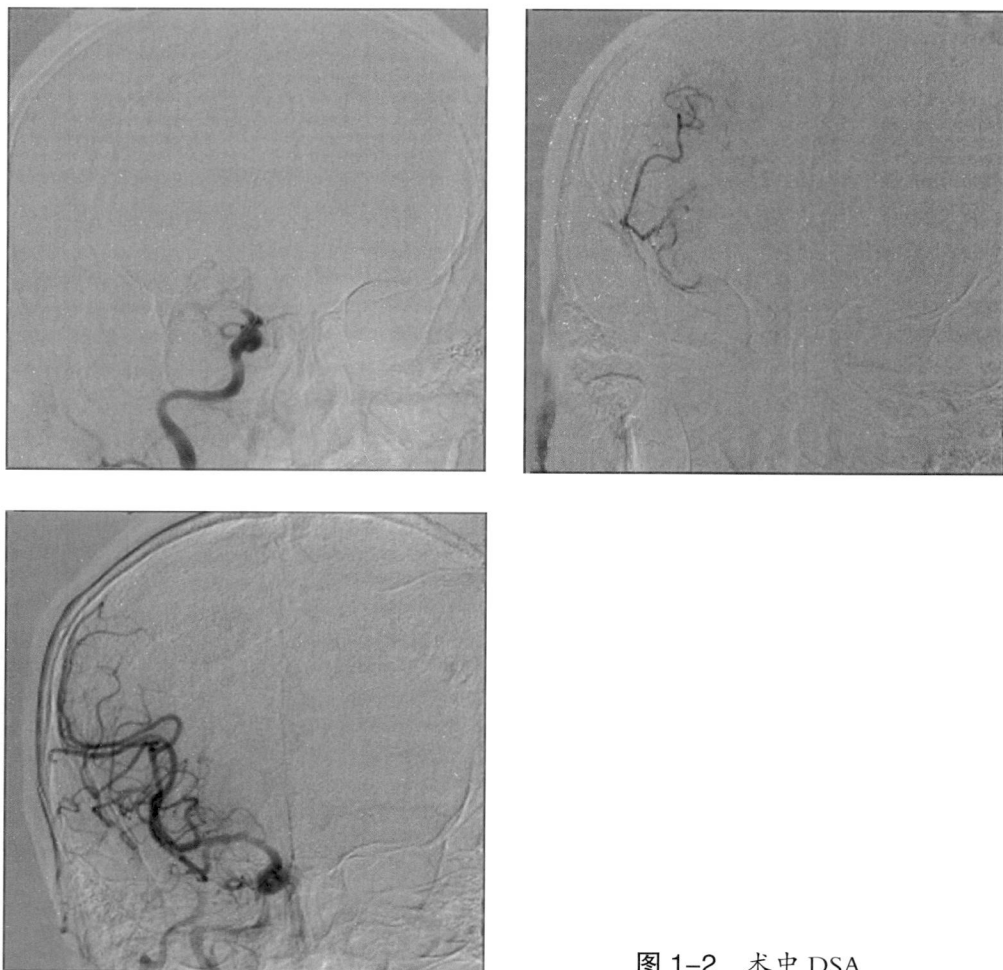

图 1-2 术中 DSA

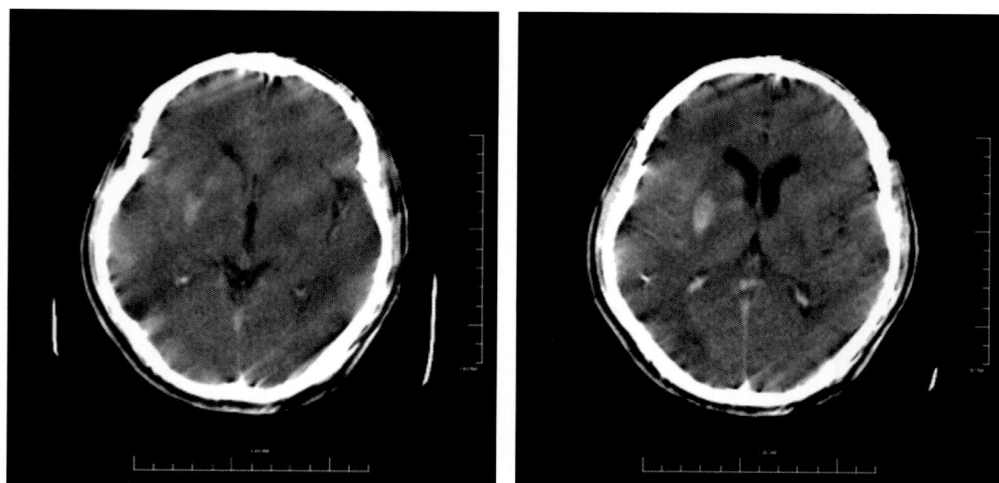

图 1-3 术后即刻 CT

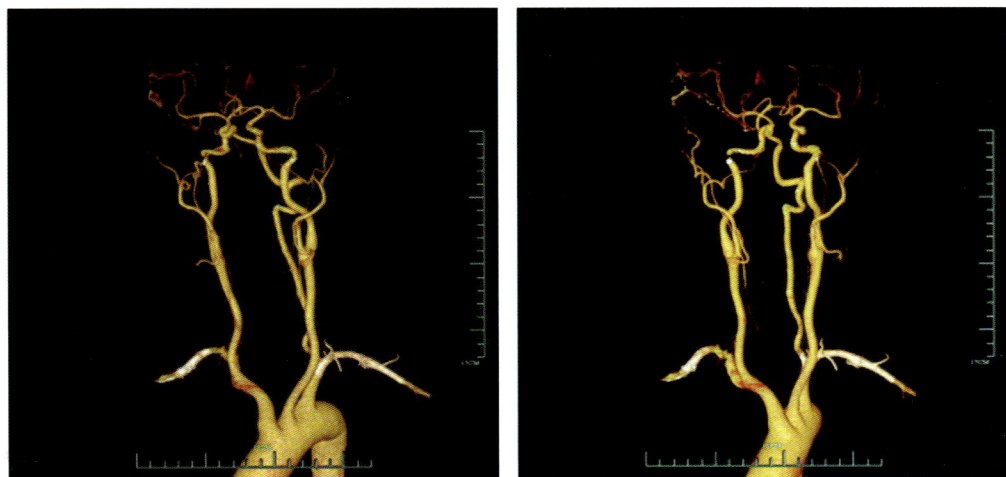

图 1-4　（CTA）术后第 3 天颈部 CT 血管造影

第二节　神经内科专科意见

急性缺血性卒中《美国急性血管内介入诊疗指南（2015）》中提到目前急性脑梗死治疗有 2 个循证医学 I 级 A 类证据，一个是静脉溶栓，只要患者的时间窗在 4.5 小时内，无绝对禁忌证，尽可能给予静脉溶栓治疗；治疗时间窗在 6 小时内的患者，尽可能给予机械取栓，实现血管再通。美国指南明确要求救治脑梗死患者的卒中中心必须具有提供静脉溶栓治疗和血管内治疗的条件。如果只能行静脉溶栓治疗，需要快速转运，不能耽误患者的治疗时间，将其送至可行机械取栓的高级卒中中心。本中心目前与周边医院建立了急性脑梗死双向转诊方案，尽可能帮助患者及早进行血管内介入治疗。

目前公认的影响急性缺血性卒中预后因素最关键的因素有：病变部位、程度、患者基本状况和年龄等。对于大动脉闭塞患者，原来的血管基础很差，基础病变多，一般预后较差。但也并非所有的大动脉闭塞预后都差，这提示我们医疗手段的干预也可影响患者的预后，例如大动脉闭塞的患者。如果能实现快速静脉溶栓，又能快速实现机械取栓，可能会使额外25%，甚至50%的患者额外获益，这在很大程度上也影响了患者的预后。目前该领域进展最快或可改变患者预后的，就是前循环大动脉闭塞的患者，如果可实现快速静脉溶栓的同时快速机械取栓，实现血管再通，又可使额外 25% 的患者获益。这些患者原来可能都是重度致残甚至死亡风险极高，经过及时救治，或可达到轻度致残、挽救生命的目的，这已经是很大的进展。本病例为中年男性，既往有高血压病史，吸烟饮酒史，吸毒史，本次急性发病考虑为大动脉闭塞。入院时已错过静脉溶栓时间窗，可以预见若不进行血管内介入治疗预后必然较差。经大脑中动脉开通术处理后该患者的急性期治疗效果确切。

静脉溶栓有溶栓后出血的风险，若严格按照溶栓适应证和禁忌证来执行，可相对把控风险。对于一些易出血的患者，例如曾有出血、易出血倾向、出血性脑梗死病史的患者，需谨慎。但是如果严格按指南执行，不必过于关注出血概率，因为总体来说，溶栓的获益更大。本例患者错过了溶栓时间窗，未进行静脉溶栓，开通术后即刻复查头颅 CT 未见明显出血。

本病例处理基本妥当。建议患者改变不良生活习惯，在二级预防基础上合理进行康复锻炼。

第二章

反复发作性大动脉粥样硬化性脑梗死

第一节 临床资料

病史摘要

患者，男性，77 岁，2013 年在我科住院 3 次。

2013 年 4 月 16 日第 1 次住院。主诉：突发右上肢无力 1 天，持续约 15 分钟缓解。2013 年 6 月 3 日第 2 次住院。主诉：突发右上肢无力 1 天，伴右上肢麻木感，症状持续不缓解。2013 年 9 月 12 日第 3 次住院。主诉：突发右上肢无力 3 天，症状持续不缓解。

既往有高血压病史，服用氨氯地平降压。有空腹血糖高病史，未服药。有高脂血症病史，服用辛伐他汀降脂。已戒烟 10 余年，有少量饮酒史。

体格检查

神志清楚，精神可。全身皮肤巩膜无明显黄染，浅表淋巴结未触及明显肿大。颈静脉无明显怒张，心律齐，未闻及明显病理性杂音。双肺呼吸音清，未闻及明显干湿性啰音。腹平软，无明显压痛及反跳痛，肝脾肋下未及，移动性浊音（－），肠鸣音 3 次 / 分。双肾区无叩痛。四肢各关节未见红肿，双下肢无明显浮肿。

神经专科检查

1. 第 1 次住院　神志清楚，查体合作。双侧额纹对称，眼裂等大，双眼球活动自如。双侧瞳孔等大等圆，直径约 3mm，对光反射灵敏。口角无歪斜，双侧鼻唇沟对称，伸舌居中，口齿清。四肢肌力 5 级。四肢肌张力无明显亢进。四肢腱反射（++）。粗测深浅感觉无明显异常。双侧 Babinski 征（－）。共济运动基本协调。NIHSS 评分 0 分。

2. 第 2 次住院　神志清楚，查体合作。双侧额纹对称，眼裂等大，双眼球活动自如。双侧瞳孔等大等圆，直径约 3mm，对光反射灵敏。口角无歪斜，双侧鼻唇沟对称，伸舌居中，口齿清。右上肢肌力 4 级，余肢体肌力 5 级。四肢肌张力无明显亢进。四肢腱反射（++）。粗测右上肢浅感觉减退。双侧 Babinski 征（－）。右上肢共济运动欠协调。NIHSS 评分 1 分。

3. 第 3 次住院　神志清楚，查体合作。双侧额纹对称，眼裂等大，双眼球活动自如。双侧瞳孔等大等圆，直径约 3mm，对光反射灵敏。口角无歪斜，双侧鼻唇沟对称，伸舌居中，口齿清。右上肢肌力 4 级，余肢体肌力 5 级。四肢肌张力无明显亢进。四肢腱反射（++）。粗测深浅感觉无明显异常。双侧 Babinski 征（－）。右上肢共济运动欠协调。NIHSS 评分 0 分。

辅助检查

第 1 次住院

1. 心电图 窦性心动过缓，室性期前收缩，部分呈插入型，T 波改变。

2. 24 小时动态心电图 窦性心律不齐，多源房性期前收缩偶伴成对（116 次），部分呈短阵性房性心动过速；频发多源室性期前收缩（5975 次），时呈二联律，部分成对出现，T 波改变。

3. 心脏彩超 肺动脉瓣轻度反流，左心室顺应性下降。

4. 口服葡萄糖耐量试验（OGTT）结果 空腹血糖 7.01mmol/L，餐后 2 小时血糖 7.48mmol/L。糖化血红蛋白 7.7%。

5. 血脂结果 总胆固醇（TC）4.08mmol/L，三酰甘油（TG）2.03mmol/L，高密度脂蛋白胆固醇（HDL-C）0.96mmol/L，低密度脂蛋白胆固醇（LDL-C）2.11mmol/L。

6. 头颅 MRI（DWI） 老年性脑改变，双侧筛窦炎，双侧下鼻甲肥大（图 2-1）。

第 2 次住院

1. 心电图 窦性心律，T 波改变。

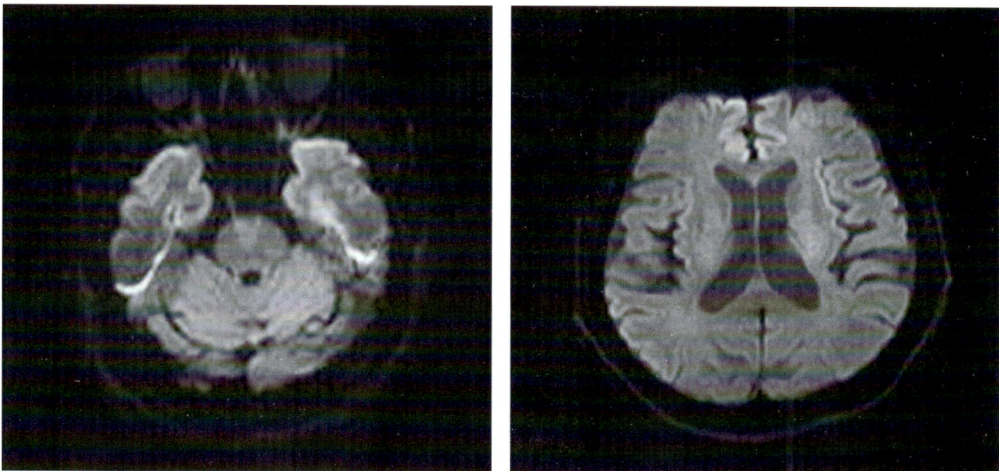

图 2-1　头颅 MRI（DWI）：老年性脑改变，双侧筛窦炎，双侧下鼻甲肥大

2. 24 小时动态心电图 窦性心律不齐，偶发多源房性期前收缩（86 次），部分成对，呈短阵性房性心动过速，偶发多源室性期前收缩（88 次），间歇性 T 波改变。

3. 头颅 MRI（DWI） 左侧额顶叶新近腔隙性脑梗死。老年性脑改变。右侧筛窦慢性炎症，考虑炎症累及颅前窝底，较前片有吸收。附见：双侧筛窦炎。双侧下鼻甲肥大（图 2-2）。

第 3 次住院

1. **心电图** 窦性心律，房性期前收缩，室性期前收缩，T 波轻度改变。

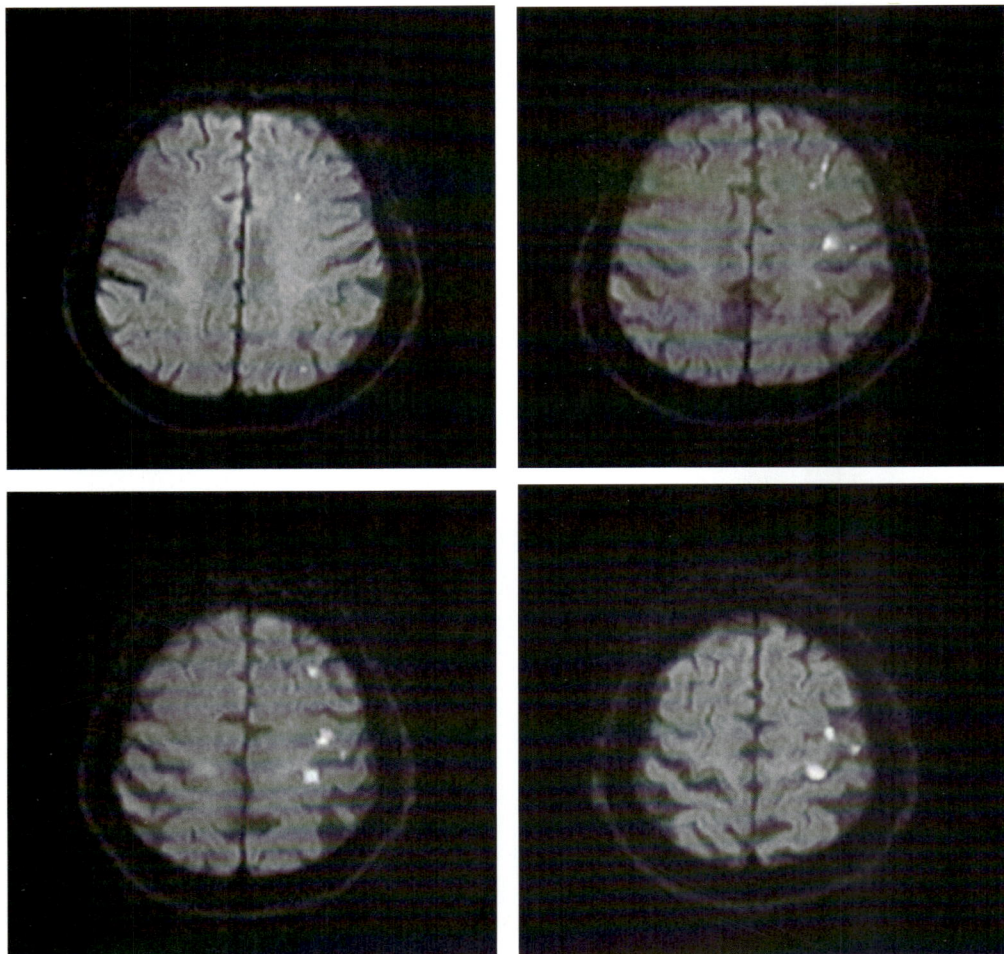

图 2-2 头颅 MRI（DWI）：左侧额顶叶新近腔隙性脑梗死。老年性脑改变。右侧筛窦慢性炎症，考虑炎症累及颅前窝底，较前片有吸收。附见：双侧筛窦炎。双侧下鼻甲肥大

2. **24 小时动态心电图** 窦性心律，偶发多源性房性期前收缩（71 次），偶成对出现及呈短阵性房性心动过速，频发多形性室性期前收缩（5 865 次），偶成对出现，时呈二联律及插入型，T 波改变。

3. **心脏彩超** 左室肥厚，主动脉瓣退行性改变并轻度反流，轻度三尖瓣反流伴肺动脉压轻度增高，轻度肺动脉瓣反流，左室舒张功能减退。

4. **头颅 MRI（DWI）** 左侧大脑半球散在新近腔隙性梗死灶。老年性脑改变（图 2-3）。

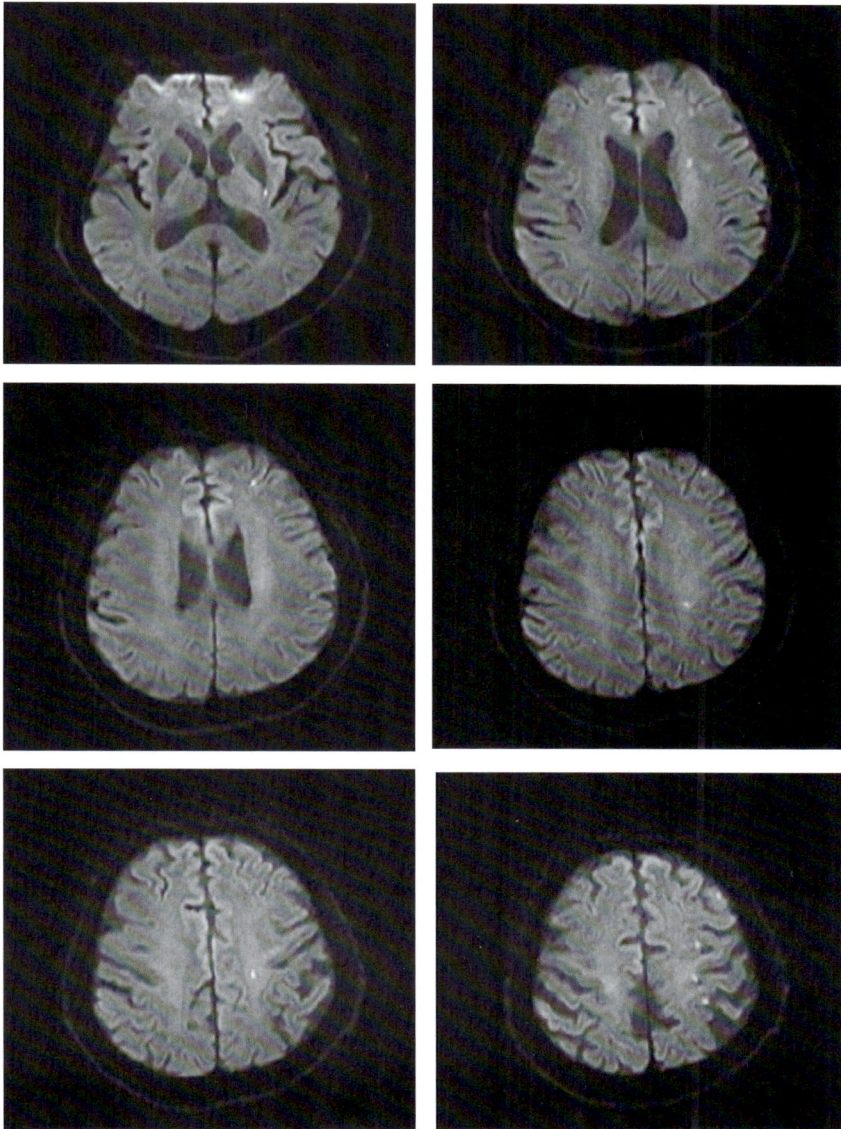

图 2-3 头颅 MRI（DWI）：左侧大脑半球散在新近腔隙性梗死灶。老年性脑改变

5. 颈部 CTA　左侧颈内动脉近段长约 13mm 的非钙化斑块，相应管腔达次全堵塞。双侧颈总动脉、右侧颈内及颈外动脉、左锁骨下动脉、主动脉弓斑块，相应管腔未见明显狭窄（图 2-4）。

治疗经过

患者第 1 次住院被诊断为"短暂性脑缺血发作（TIA）"。给予阿司匹林联合氯吡格雷抗血小板，阿托伐他汀 20mg 每晚口服等治疗。第 2 次住院诊断为"急性脑梗死"，继续给予阿司匹林联合氯吡格雷抗血小板，阿托伐他汀加量至 40mg 每晚口服。第 3 次住院诊断为"急性脑梗死"，完善颈部 CTA 检查后考虑反复缺血性卒中发作的病因是大动脉粥样硬化（左颈内动脉明显狭窄），且药物二级预防疗效欠佳。2013 年 10 月 7 日转入神经外科，2013 年 10 月 10 日行 DSA 示左侧颈内动脉严重狭窄，狭窄程度 90%~95%，未见动脉瘤征象。2013 年 10 月 15 日行左颈内动脉内膜剥脱术。术中切开颈内动脉壁，用剥离子小心剥离增厚内膜，见斑块长约 3cm，为不稳定性斑块，管腔狭窄 95%。

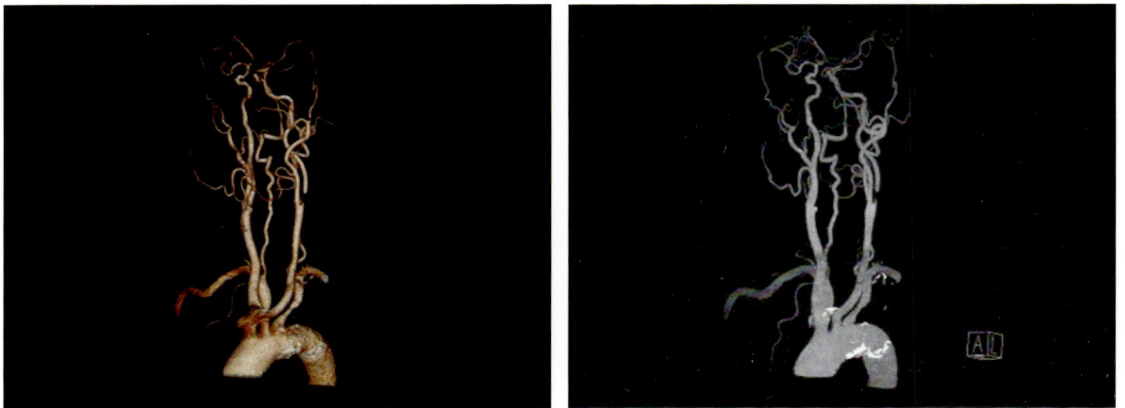

图 2-4　颈部 CTA：左侧颈内动脉近段长约 13mm 的非钙化斑块，相应管腔达次全堵塞。双侧颈总动脉、右侧颈内及颈外动脉、左锁骨下动脉、主动脉弓斑块，相应管腔未见明显狭窄

最终诊断

1. 急性缺血性卒中

   类肝素药物治疗急性缺血性卒中试验（TOAST）分型：大动脉粥样硬化
2. 高血压病 3 级，极高危组
3. 高脂血症
4. 糖尿病

第二节 神经内科专科意见

　　患者为老年男性，有 3 次急性缺血性卒中发作，MRI 上 DWI 示颈内动脉系统供血区多发弥散受限信号，TOAST 病因分型首先考虑为大动脉粥样硬化和心源性。

　　从心源性分析，3 次住院过程中，多次查体心律齐，且未闻及明显病理性杂音，多次心电图、动态心电图和心脏彩超均未发现房颤等明显心源性依据。从既往有高血压、空腹血糖高、高脂血症病史，入院后辅助检查提示存在血糖、血脂异常，更倾向于动脉粥样硬化导致。结合第 3 次住院的颈部 CTA 检查，首先考虑病因为大动脉粥样硬化；发病机制可能为动脉－动脉栓塞、低灌注或栓子清除能力下降。之后，因药物二级预防疗效欠佳，需考虑对颈内动脉狭窄进一步行非药物治疗，可考虑行颈动脉内膜剥脱术（CEA）或颈动脉支架置入术（CAS）。《中国缺血性脑卒中和短暂性脑缺血发作二级预防指南（2010）》中的推荐意见为：症状性颈动脉狭窄 70%~99% 的患者推荐实施 CEA（1 级推荐，

A 级证据）。经与神经外科及患者家属沟通，转神经外科行左颈内动脉内膜剥脱术。随访至今，患者无卒中复发。

患者第 2 次住院期间因胸痛发作（2013 年 6 月 29 日）请心内科会诊，考虑为"急性冠脉综合征"，转入心内科。经抗凝、抗血小板、调脂稳定斑块、降压、控制血糖等治疗，病情好转。患者拒绝行 DSA，自动出院。

患者于 2014 年 4 月 3 日因"反复胸闷 6 年余，再发 2 小时"再次入住我院心内科，诊断为"冠心病，不稳定型心绞痛，心功能 II 级"。冠脉 CTA 报告：心脏冠状动脉分布呈右优势型，左、右冠状动脉起源未见异常。右冠状动脉、左冠状动脉干、左前降支近中段、左回旋支近段可见斑片状、条形钙化斑块及混合斑块，以右冠状动脉及前降支近段为著，相应管腔轻到中度狭窄。总钙化积分为 993.3 分。后降支、锐缘支、对角支、钝缘支管腔显影清晰，未见明显狭窄及充盈缺损。提示：心脏冠脉呈广泛钙化；右冠状动脉、左冠状动脉干、左前降支近中段、左回旋支近段斑片状、条形钙化及混合斑块，以右冠状动脉近段及前降支近段为著，相应管腔轻到中度狭窄。心内科反复建议患者行冠脉造影，患者拒绝。经治疗后病情好转出院。出院后长期服用阿司匹林联合氯吡格雷、阿托伐他汀、氨氯地平等药物。

心内科建议患者长期服用阿司匹林联合氯吡格雷治疗（至少 1 年），但根据脑血管病相关指南，一般双抗时间不超过 3 个月。经衡量利弊，目前患者继续服用阿司匹林联合氯吡格雷。联用过程中需注意出血风险，尤其是颅内和消化道出血风险；注意控制血压，必要时可考虑联用质子泵抑制剂（PPI）类药物。

体会一：孟子云"有所为而有所不为"。作为患者的主管医生，应该更加积极地查找患者反复缺血性卒中的病因，以便更好地进行二级预防，使患者获益。处理患者时要结合患者的具体情况和指南推荐，个体化治疗。

体会二："管中窥豹"不可取。目前的动脉粥样硬化性心血管疾病（ASCVD）概念，包括动脉粥样硬化源性卒中或 TIA，也包括冠状动脉粥样硬化性心脏病（简称"冠心病"）和外周动脉疾病或外周血管重建。神经内科专科医生在关注卒中的同时，也要注意 ASCVD 是一种全身性疾病，要对全身的血管床进行综合评估和处理。

　　本病例的处理基本妥当。建议患者完善冠脉 DSA 检查，同时需注意防治长期阿司匹林联合氯吡格雷抗血小板治疗所带来的出血风险。

第三章

双侧丘脑内侧急性梗死

第一节 临床资料

A 61-year-old woman was admitted to the emergency room with sudden onset of unconsciousness. CT showed no acute hemorrhage or infarctions. She received thrombolysis （rt-PA） within 6h and Glasgow Coma Scale （GCS） score was back to 15 right after. However， she still complained of drowsiness and mild memory deficit. Diffusion-weighted imaging （DWI） the next day showed symmetrical paramedian thalamic high signal intensity （Fig3-1）. The patient was then transferred to our hospital after 20 days. On admission she was somnolent and disoriented to time and place. Neurological examination showed vertical gaze palsy and upgoing plantar reflexes bilaterally.

She had no history of diabetes， hypertension， hyperlipidemia or atrial fibrillation. Laboratory investigations were unremarkable. An MRI after three weeks showed symmetric enhanced signals in the paramedian thalamus （Fig3-1）. Digital subtraction angiography （DSA） showed that the P1 segment of the right PCA

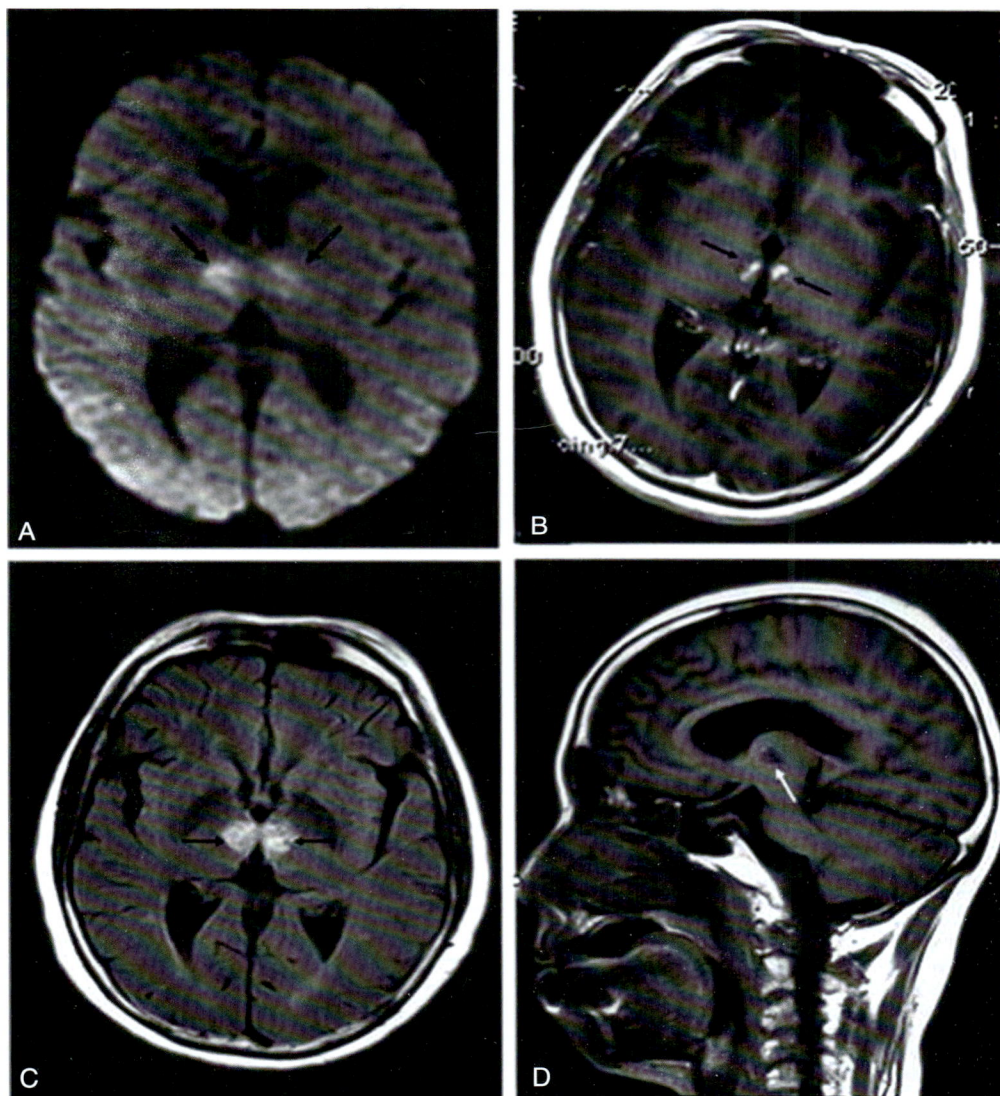

Fig3-1   A. Axial trace diffusion-weighted image obtained 24 h after the onset of symptoms showed bilateral thalamic areas of high signal intensity（black arrows） suggesting acute paramedian thalamic infarcts. B. Axial T1-weighted post-contrast image obtained after 20 days showed contrast enhancement in the bilateral thalamic infarcts（black arrows）. C. Axial flair weighted image showed rounded areas（black arrows） of increased signal intensity in the medial thalamus. D. Lateral T1-weighted image showed bilateral paramedian thalamic without anterior thalamus and midbrain area of low signal intensity （white arrow）

was absent. The P2 segment was supplied by the right posterior communicating artery （PcomA）. A stenotic AOP originated from the left P1 segment was also visualized （Fig3-2）. She was discharged 2 weeks later with full consciousness but severe cognitive impairment.

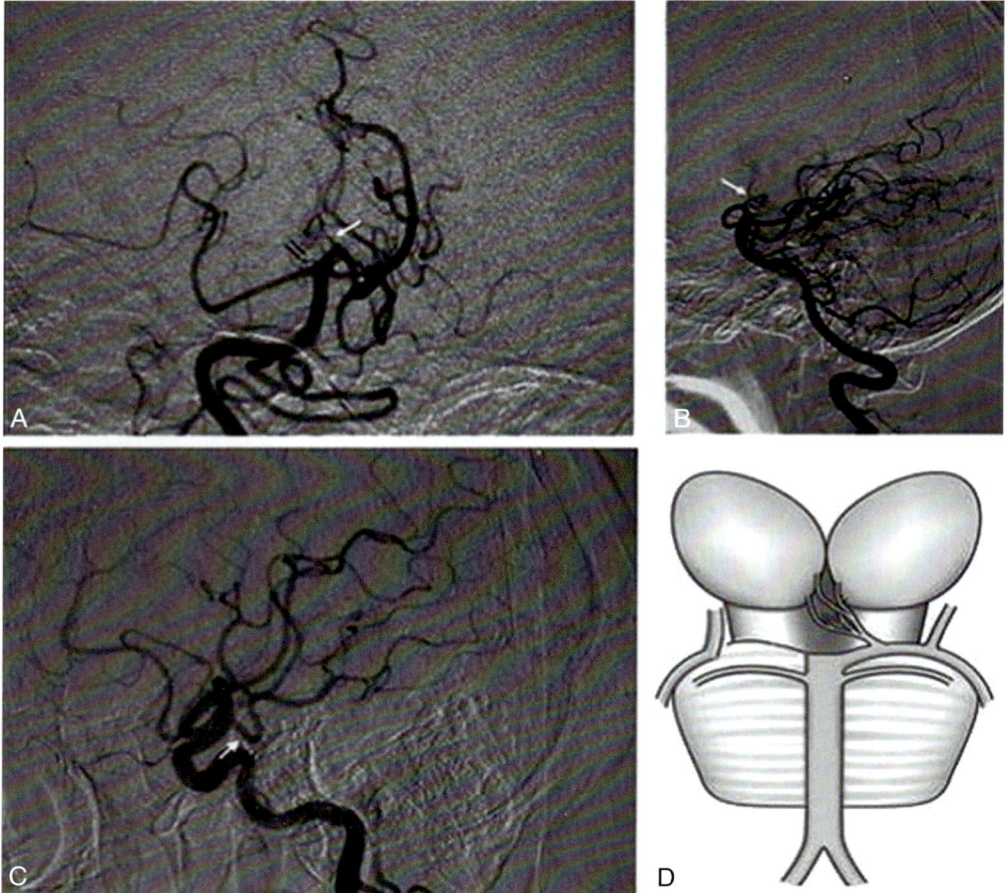

Fig3-2　A、B. DSA of the right vertebral injection， anteroposterior view （A） and lateral view （B） showed a stenotic AOP originating from the left P1 segment （white arrow）. The P1 segment of the right PCA was absent （black double arrow）. C. DSA of the right carotid artery injection showed the abnormally enlarged right PcomA could be the source of the right PCA （white arrow）. D. A schematic diagram represents a possible new variant of AOP. The P1 segment of the right PCA is absent while the AOP originates from the left

编者注：该病例已发表于2012年1月Acta Radiologica Short Reports 杂志，获得作者授权后改编

第二节 神经内科专科意见

该患者的临床表现为突发意识水平变化，醒转后有垂直性凝视障碍和记忆力损害，头颅 DWI 提示双侧丘脑内侧急性梗死。考虑丘脑变异型血管 percheron 动脉（AOP）梗死。正常的丘脑内侧由多支细小的丘脑穿支动脉供血，这些穿支起源于大脑后动脉的 P1 段。而 AOP 是一支罕见的变异血管，它起源于一侧 P1 段，然后发出分支供应两侧的丘脑内侧。除了供应丘脑内侧，AOP 同时还供应双侧中脑喙侧部分。闭塞后发生双侧丘脑内侧梗死，有时可合并双侧中脑内侧"V"字形梗死。由于 AOP 闭塞后很难通过血管造影发现，临床上主要根据 MRI 上双侧丘脑内侧急性梗死灶来判断 AOP 梗死。本例患者由于在发病时接受了静脉溶栓治疗，闭塞的血管再通，所以在 DSA 上证实了 AOP 的存在。

双侧丘脑内侧梗死的鉴别诊断包括：基底动脉尖梗死，大脑大静脉血栓，肿瘤，韦尼克脑病，乙型脑炎，可逆性脑后部综合征等。基底动脉尖梗死可引起双侧丘脑梗死，但同时合并双侧小脑以及双侧枕叶梗死。临床表现为突发的意识障碍，可通过头颅 CT/MRI 和 CTA 等脑血管造影检查明确。大脑大静脉血栓可出现双侧丘脑水肿，但是水肿一般超过丘脑范围。早期表现可为头痛，认知功能下降，后期出现意识障碍。其他疾病如肿瘤、韦尼克脑病、乙型脑炎和可逆性脑后部综合征等多可通过病史结合影像排除。

对于急性 AOP 梗死，早期判断并在时间窗内给予静脉溶栓是最有效的治疗方法。该病起病时以突发意识障碍为表现，容易与其他疾病混淆，如癫痫、心源性晕厥和低血糖等。仔细询问病史和查体，快速进行实验室检查，心电图检查在疾病的早期尤为关键。一旦除外其他原因所致的意识障碍，须考虑该病可能。早期及时给予溶栓治疗有助于后期的恢复。AOP 梗死患者后期常常遗留眼球上下活动障碍和认知功能减退。急性期后，除规范的脑梗死二级预防治疗外，可给予改善认知功能的药物。另外，文献报道的 AOP 梗死多推测为栓塞性事件，栓子来源于心脏或动脉。但是，本例患者排除了心源性栓塞，颅内外脑血管未见狭窄和粥样斑块；既往仅有高血压病史；DSA 提示再通后的 AOP 存在显著狭窄，因此，我们考虑该患者的脑梗死病因为 AOP 动脉粥样硬化性狭窄闭塞。

第四章

轻型缺血性卒中的治疗

第一节 临床资料

病史摘要

患者，男性，61岁。主诉：突发言语含糊伴口角歪斜5天。

患者5天前无明显诱因突发言语含糊，伴口角歪斜、流涎。无意识障碍、视物成双、饮水呛咳、肢体活动不利及麻木、大小便失禁等其他不适症状。急去当地医院就诊，头颅CT示左侧基底节区陈旧性腔隙性脑梗死，脑白质疏松，诊断为"脑梗死"。住院予以拜阿司匹林片抑制血小板聚集，立普妥强化降脂等对症支持治疗。患者症状未见明显好转，为进一步诊治来我院就诊，门诊拟以"脑梗死"收入院。自发病来，神志清，精神软，大小便无异常，未见明显体重增减。

既往有高血压病史3年，最高血压160/95mmHg，一直未重视，未服药治疗。否认心脏病、糖尿病、肺病、慢性肝肾疾病等病史。否认肝炎、结核等传染病史。有烧伤病史10余年，烧伤部位为面部及左侧上下肢，并行植皮手术。无其他重大外伤史。无其他手术史。无中毒、输血史。有长期抽烟饮酒史。无明显食物、药物过敏史。无长期药物使用史。无药物成瘾史。

体格检查

T：37.0℃；P：70次/分；R：20次/分；BP：145/75mmHg。发育正常，营养中等，自主体位，神志清，查体合作。全身浅表淋巴结无肿大，头颅大小正常无畸形，无眼睑水肿。口唇无发绀。颈软，气管居中，甲状腺无肿大。胸廓对称，心率70次/分，律齐，各瓣膜听诊区未闻及病理性杂音，双肺未闻及干湿性啰音。腹部平坦，腹软，无压痛，肝脾肋下未及。脊柱正常生理弯曲，面部及左侧上下肢可见手术瘢痕，双下肢无浮肿。

神经专科检查

神志清，精神可，双侧瞳孔等大等圆，直径3.0mm，对光反应灵敏，双侧眼球各方向活动自如，无眼震、复视。张口下颌居中。双侧额纹对称，右侧鼻唇沟浅，伸舌偏右，无舌肌萎缩和肌束颤动。颈软，四肢肌力5级，肌张力适中，四肢腱反射（++），双侧病理征（−），深浅感觉无明显异常。指鼻试验正常，跟膝胫试验正常。吞咽功能评估：洼田饮水试验1级。NIHSS评分1分。

辅助检查

1. 血液及常规检查 血常规、尿常规、大便常规、免疫五项、自身抗体、肿瘤指标均无明显异常；总蛋白62.8g/L，白蛋白38.2g/L。

2.特殊检查　头颅 MRI+DWI 检查：左侧半卵圆中心急性梗死灶（图 4-1）。头颅 MRA 检查：左侧大脑前动脉 A1 段较细小，A2 段狭窄（图 4-2）。冠状动脉 CTA 检查：左冠状动脉主干钙化伴管腔轻度狭窄。

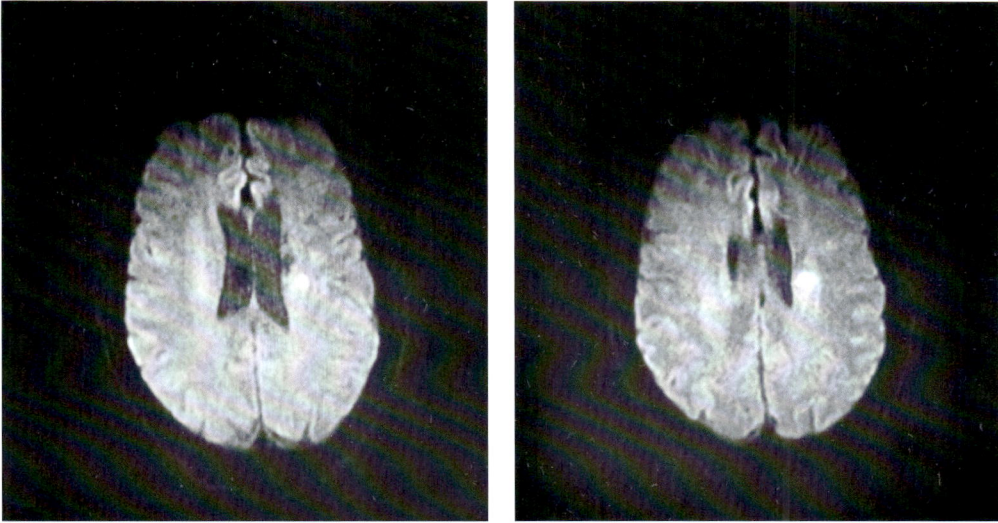

图 4-1　头颅 MRI+DWI：左侧半卵圆中心急性梗死灶

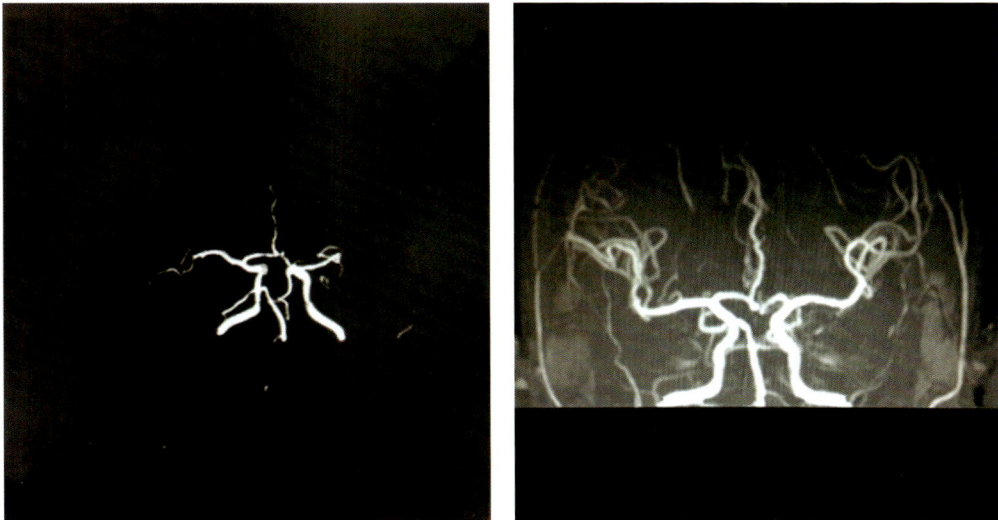

图 4-2　头颅 MRA：左侧大脑前动脉 A1 段较细小，A2 段狭窄

治疗经过

　　患者入院后诊断为轻型卒中（NIHSS 评分 1 分），在抑制血小板药物选择上依据 CHANCE 研究结果[1] 使用拜阿司匹林片和氯吡格雷片双抗治疗。另外使用立普妥降脂稳定斑块，尤瑞克林改善侧支循环，吡拉西坦改善脑代谢等对症支持治疗。头颅 MRA 检查显示左侧大脑前动脉 A1 段较细小，A2 段狭窄，予以立普妥强化降脂稳定斑块。冠状动脉 CTA 检查示：左冠状动脉主干钙化伴管腔轻度狭窄，请心内科会诊后暂无特殊处理，继续抑制血小板，强化降脂治疗，患者经治疗 1 周后好转出院。

　　针对此例患者我们在常规治疗的基础上加用了尤瑞克林改善侧支循环，既往的研究表明[2-3]，尤瑞克林可以在临床剂量下选择性地扩张缺血部位的细小动脉，改善梗死灶供血，对正常区域的动脉影响不大；另外，它还可以促进损伤部位新生血管的形成。本例患者使用尤瑞克林的效果明显，我们认为尤瑞克林可以改善穿支动脉闭塞引起的脑梗死的临床症状和预后。

最终诊断

1. **急性脑梗死（左侧半卵圆中心脑梗死）**
   TOAST 分型：小动脉闭塞型
   牛津郡社区卒中研究（OCSP）分型：腔隙性梗死（LACI）
2. **脑动脉硬化**
3. **高血压病**
4. **冠心病**

第二节 神经内科专科意见

患者为老年男性，急性起病，有神经功能缺损症状，MRI（DWI）示左侧半卵圆中心弥散受限信号。患者定位诊断：左侧半卵圆中心；定性诊断：血管性。患者既往有高血压病史，但一直未重视，未曾行药物治疗。患者入院后完善相关检查明确脑血管病的病因及危险因素，血常规、血生化、凝血功能和肿瘤指标等无明显异常；心电图、心脏彩超、动态心电图均未发现房颤等明显心源性依据。头颅 MRA 示左侧大脑前动脉 A1 段较细小，A2 段狭窄，患者的发病机制需考虑动脉粥样硬化和小动脉闭塞阻塞穿支血管。

目前被广泛接受的轻型卒中的定义为：基线 NIHSS 评分 ≤ 3 分的急性缺血性卒中。该患者入院 NIHSS 评分 1 分，为轻型卒中。这里需要涉及轻型卒中的溶栓治疗问题。临床医生在决定是否对轻型卒中患者进行溶栓治疗时总是左右为难，因为必须面对发生颅内出血的风险。目前普遍认为这些轻型卒中患者一般预后较好，而且我国的急性缺血性卒中诊治指南把轻型卒中列为静脉溶栓治疗的相对禁忌证，所以大多数医生不会选择溶栓治疗。但目前越来越多的临床研究表明，轻型卒中可以受益于静脉溶栓治疗，NINDS rt-PA 研究组分析入组的轻型卒中（分别分析 5 种不同定义的轻型卒中）患者溶栓治疗的获益风险比，与总体溶栓治疗组无明显差异，校正比值比为 2.0（95% CI 1.4~2.9），36 小时内症状性颅内出血的发生率为 0~4%，且基线 NIHSS 评分越低，症状性颅内出血的发生率越低。此研究表明，轻型卒中患者可以像重型卒中患者一样获益于溶栓治疗[4]。也有多项研究表明溶栓治疗可以显著改善轻型卒中患者的预后，并且不会增加其颅内出血的风险。此外，轻型卒中溶栓治疗也会收获不错的社会 – 经济效益。结合本患者，患者在急性期内应该接受静脉溶栓治疗。

患者合并有高血压病史，卒中的发病率、死亡率的上升与血压升高关系密切。高血压是卒中的主要危险因素，血压和卒中风险的关系是连续、分级、一致、独立、可预测的，而且在病因学上有显著性：血压越高，卒中风险越高。在控制其他危险因素后，收缩压每升高 10mmHg（1mmHg=0.133kPa），卒中的相对发病危险增加 49%；舒张压每升高 5mmHg，卒中相对发病危险增加 46%。但患者发病前一直未予降压治疗，各种指南均推荐降压治疗，住院后 24 小时启动降压治疗。住院期间偶有胸闷不适，心电图检查未见明显异常，冠状动脉 CTA 检查示：左冠状动脉主干钙化伴管腔轻度狭窄；请心内科会诊，考虑"冠心病"可能，建议予以抗血小板，强化降脂、降血压治疗。

该病例的治疗过程对未来临床工作的经验和启示：

（1）脑血管患者的一级预防非常重要，防未病远重于治疗已经发生的疾病。该患者既往有高血压病史 3 年，一直未予降压治疗，对以后工作的提示是要加强脑血管病的宣教。

（2）针对轻型卒中的治疗，在静脉溶栓时间窗内建议溶栓治疗。错过溶栓时间窗的患者，可以考虑加用改善侧支循环类的药物治疗。

本病例的处理妥当。根据目前的指南使用拜阿司匹林片联合氯吡格雷片抗血小板治疗 21 天，但需要注意阿司匹林联合氯吡格雷抗血小板治疗所带来的出血风险。

参考文献

[1] Wang Y, Wang Y, Zhao X, et al. Clopidogrel with aspirin in acute minor stroke or transient ischemic attack. *The New England journal of medicine*, 2013,369:11–19.

[2] Xia CF, Yin H, Borlongan CV, et al. Kallikrein gene transfer protects against ischemic stroke by promoting glial cell migration and inhibiting apoptosis. *Hypertension*, 2004,43:452–459.

[3] Emanueli C, Madeddu P. Angiogenesis therapy with human tissue kallikrein for the treatment of ischemic diseases. *Archives des maladies du coeur et des vaisseaux*, 2004, 97:679–687.

[4] National Institute of Neurological Disorders Stroke rt PASSG. Recombinant tissue plasminogen activator for minor strokes: The national institute of neurological disorders and stroke rt-pa stroke study experience. *Annals of emergency medicine*, 2005,46:243–252.

第五章

大脑中动脉硬化狭窄致脑梗死的颅内支架治疗

第一节 临床资料

病史摘要

患者，女性，86岁。主诉：突发言语不清、右下肢无力伴头晕半天。

患者于 2016 年 8 月 31 日 7：00 左右上厕所后出现头晕、言语不清，右下肢无力、不能走路，伴口唇麻木。家属自行给阿司匹林和强力定眩片口服，病情无好转于下午来医院就诊。当时查体：血压 100/60mmHg。神志清，反应迟钝，构音障碍，伸舌偏右。左下肢因既往髋关节手术后强直而限制活动，余三肢肌力 4 级，双侧 Babinski 征（＋）。患者未出现头痛、恶心、呕吐、抽搐、二便失禁等症状。17：00 行头颅 CT 提示"两侧基底节区、半卵圆区腔隙性脑梗死"（图 5-1），为进一步治疗拟诊"脑梗死"收住入院。自发病以来精神萎靡，未进食，小便如常。

既往有高血压病史 7 年余，长期口服坎地沙坦降压治疗，自诉血压控制可。

既往有多次脑梗死病史，平素口服血塞通、倍他司汀、强力定眩片等治疗，已卧床 2 年。既往有冠心病、心率偏快病史，不规律服用保心丸。否认糖尿病病史。既往有长期便秘病史，长期口服比沙可啶。否认肝炎、肺结核等传染病史。多年前有左髋关节手术史，自诉植入非金属固定物，遗留有左下肢僵硬，行动不便。对青霉素过敏，否认其他药物、食物过敏史。否认输血史。无烟酒史，45 岁绝经。

体格检查

T：36.8℃；P：75 次 / 分；R：18 次 / 分；BP：95/60mmHg。发育正常，营养不良。仰卧位，神志尚清，查体欠合作。全身浅表淋巴结无肿大。头颅大小正常无畸形。无眼睑水肿。口唇无发绀。颈软，气管居中，甲状腺无肿大。胸廓对称，心率 75 次 / 分，律齐，各瓣膜听诊区未闻及病理性杂音。双侧肺未闻及干湿性啰音。腹部平坦，腹软，无压痛。肝脾肋下未触及。脊柱正常生理弯曲，左下肢因髋关节手术后活动受限，双下肢无浮肿。

神经系统检查

神志清，精神萎靡，明显构音障碍。双侧瞳孔等大等圆，直径 3.0mm，光反应灵敏，双侧眼球各方向运动到位，无眼震、复视。张口下颌居中。双侧额纹对称，右侧鼻唇沟浅，伸舌偏右，无舌肌萎缩和肌束颤动。左下肢活动受限，左上肢和右侧上、下肢肌力 4 级，肌张力改变不明显。深浅感觉检查不合作。四肢腱反射对称引出，右侧 Babinski 征（＋）。吞咽功能评估：洼田饮水试验 4 级。NIHSS 评分 6 分。GCS 评分 12 分。

辅助检查

1. **常规检查** 血尿常规、血凝常规、D- 二聚体、电解质均正常；血糖 6.18mmol/L，尿素氮 7.1mmol/L，肌酐 51μmol/L；白蛋白 37.4g/L，总蛋白 66.4g/L；谷丙转氨酶和谷草转氨酶均正常；血清游离 T_3 3.46pmol/L（3.5~6.5pmol/L），超敏促甲状腺素 0.05mIU/L（0.3~5.5mIU/L）；LDL-C 4.27mmol/L（< 3.12mmol/L），TC 6.03mmol/L（3.1~5.2mmol/L），TG 1.03mmol/L（0~1.7mmol/L）。

2. **特殊检查** 头颅 MRI：①左侧半卵圆区及左侧额颞顶叶散在新发脑梗死（图 5-1、5-2）；②双侧半卵圆区、基底节区及左侧丘脑多发陈旧性腔隙性脑梗死。EKG：①窦性心律；② ST 段改变（V_3、V_4、V_5、V_6 呈上斜型，电压 <0.05mV）。2016 年 9 月 5 日行头颅 CTA 示：两侧椎动脉颅内段钙化斑块，管腔轻度狭窄；右侧颈内动脉颈段局部瘤样扩张；右侧颈内动脉破裂孔段、虹吸段钙化斑块，管腔粗细不均，局部轻 – 中度狭窄；左侧颈内动脉虹吸段斑片钙化灶，管腔轻

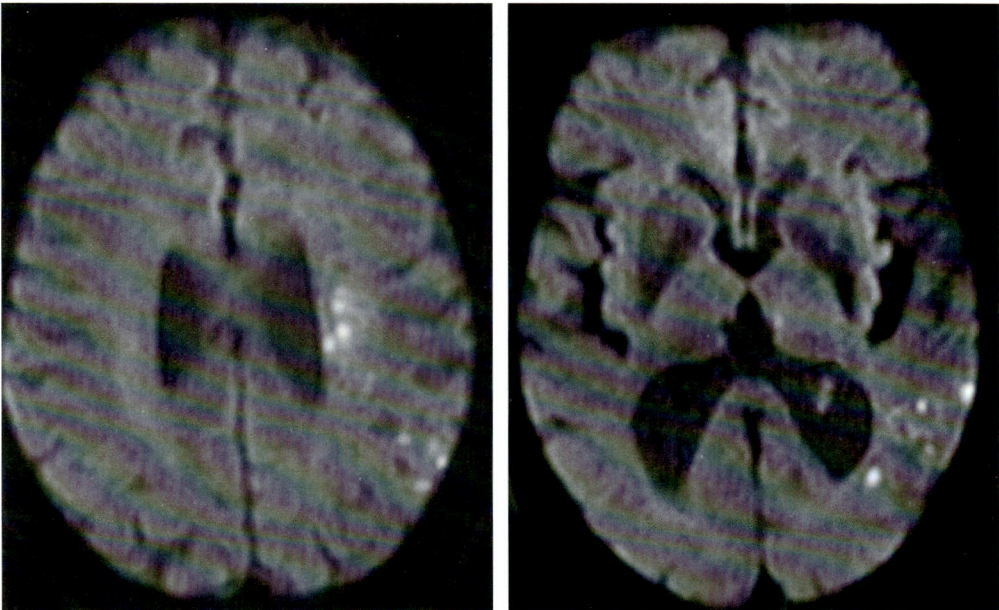

图 5-1　头颅 CT：两侧基底节区、半卵圆区腔隙性脑梗死

度狭窄；左侧大脑中动脉水平段明显狭窄（图 5-3）。

诊疗经过

患者入院后给予阿司匹林抗血小板聚集治疗，阿托伐他汀降脂及稳定斑块，丹红和血栓通活血化瘀，奥拉西坦改善脑代谢；同时给予血压和血糖管理，加强肢体主被动活动，预防深静脉血栓形成等。评价患者的吞咽功能，洼田饮水试验4级，因呛咳严重、吞咽困难，严重影响进食且易误吸，嘱留置胃管鼻饲饮食，但患者本人和家属均拒绝，自行喂食，但每日进食量很少，仅为正常量的1/5。患者一般状况较差，消瘦，因经口进食水很少，高龄输液量和速度均受限，患者出现轻度脱水。2016年9月5日行头颅CTA检查提示左侧大脑中动脉水平段明显狭窄。患者尽管高龄，但家属积极要求检查治疗。考虑患者存

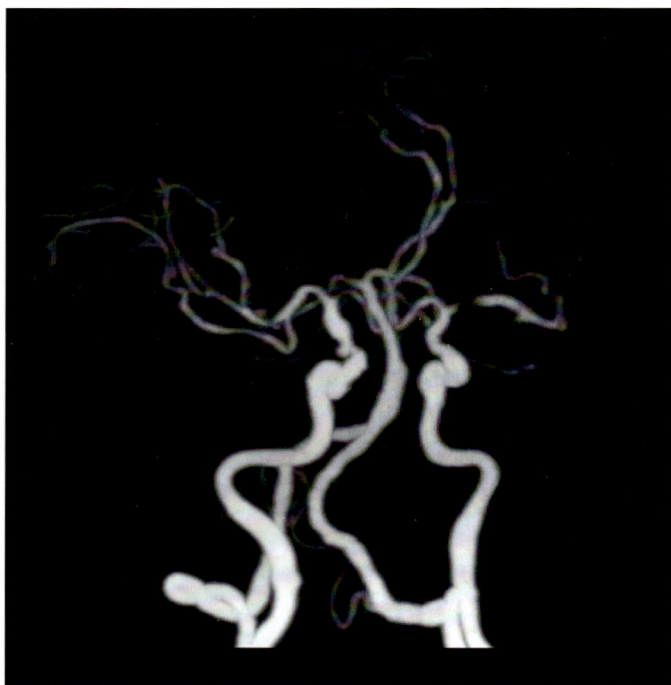

图 5-3 头颅 CTA: 左侧大脑中动脉 M1 段重度狭窄

在左侧大脑中动脉重度狭窄，于 2016 年 9 月 7 行全脑 DSA 检查，结果示左侧大脑中动脉 M1 段重度狭窄。告知患者家属患者可能随时再发严重脑梗死，甚至发生危及生命的脑梗死，但考虑患者高龄，长期卧床，营养状况差，行血管内支架植入术风险较大，术后获益不明确。反复告知家属病情，家属表示理解，要求行支架植入治疗。于 2016 年 9 月 8 日行颅内动脉支架植入术，在左侧大脑中动脉 M1 段狭窄段植入一枚自膨支架；观察 5 分钟，见支架段表面不光整，考虑急性附壁血管形成，经支架输送微导管予以欣维宁 4mL。观察 10 分钟，复查造影见支架内表面不光整较前加剧，考虑支架内血栓形成有进一步加重趋势。鉴于患者全身肝素化状态下，双抗 + 术中欣维宁抗栓仍不能抑制支架内血栓形成，认为患者不能耐受支架植入，术中决定回收支架，复查造影见狭窄段血流通畅，管壁无明显弹性回缩；观察 10 分钟，再次复查造影显示狭窄段血流通畅，无附壁血栓形成，远端血管分支充盈较术前改善，血流速度较前明显加快，无残端现象及造影剂淤滞，患者的心率、血压平稳，结束手术。术后立即复查头颅 CT 未见出血。转入 ICU 监护治疗，术后给予低分子肝素抗凝，抗血小板聚集、活血化瘀等对症支持治疗，控制血压。患者麻醉复苏清醒后神志逐步恢复至术前状态，但构音障碍较前略加重，几乎不能进食。术后 24 小时生命体征平稳转回神经内科病房治疗。术后第 3 天恢复进少量流食，量同术前。因进食少又不同意鼻饲，故营养不良明显。经反复劝说于 2016 年 9 月 15 日家属同意插胃管，出院。

最终诊断

1. 急性脑梗死（左侧半卵圆区、左侧皮层后分水岭区脑梗死）

   TOAST 分型：大动脉粥样硬化型

   OCSP 分型：部分前循环梗死（PACI）

2. 脑动脉硬化（颅内外多发动脉狭窄和局部扩张，左侧大脑中动脉 M1 段重度狭窄）

3. 高血压病，极高危组

4. 高脂血症

5. 冠心病

6. 甲状腺功能减退

7. 左髋关节手术后

第二节 神经内科专科意见

    非致残性缺血性脑血管事件（NICE）指发病后未遗留显著残疾的缺血性脑血管事件，包括以下 3 类人群：①TIA；②轻型缺血性卒中（以下简称轻型卒中）；③症状迅速缓解，未遗留残疾的缺血性脑血管事件。高危非致残缺血性脑血管事件（HR-NICE）指：①发病时间 < 24 小时的高危 TIA（ABCD[2] ≥ 4 分）和轻型卒中；②急性多发性脑梗死；③颅内或颅外大动脉粥样硬化性狭窄 ≥ 50%。鉴于 HR-NICE 早期卒中复发风险高，专家建议将 HR-NICE 早期防治作为国家卒中防控的重要窗口。医护人员应重视 HR-NICE 人群的管理及防治（Ⅱ a 级推荐，C 级证据）。EXPRESS 与 SOS-TIA 研究结果表明，对 HR-NICE 进行早期危险因素防治，可能降低早期的卒中复发风险。而根据 NIHSS 评分，5 分以下都称为 NICE，5 分以上都称为非 NICE。区分完致残还是非致残之后，再看致残性质分类，患者是属于高危的还是低危。如为高危患者，所有的二级预防手段都要同时给予。本例患者的 NIHSS 评分 6 分，虽然为非 NICE，但头颅 CTA 检查提示：左侧大脑中动脉水平段明显狭窄；且头颅 MRI 显示：左侧半卵圆区、左侧额颞顶叶散在新发脑梗死。如大脑中动脉供血区未完全梗死。对于该类有明显血管狭窄基础且为责任血管的患者如本病例，积极进行进一步处理可以有效预防卒中发生。众所周知，颅内动脉狭窄是缺血性卒中发生的重要因素。流

行病学数据显示，亚洲人中患缺血性卒中的患者颅内动脉病变数量约为颅外动脉病变的 2 倍。近期研究将焦点转移到确定颅内动脉狭窄的支架术对卒中复发的预防研究。SAMMPRIS 研究中，引人注意的结果之一是支架组出血并发症明显较对照组高，不仅与介入操作相关的颅内出血明显增多，与卒中无关的其他部位出血也增多，这提示我们在临床工作中需要谨慎进行颅内动脉支架植入。

第六章

特殊头晕病例

第一节 临床资料

病史摘要

患者，男性，73岁。主诉：直立后头晕2月余。

患者2个多月前出现直立后头晕，初始在起立半小时左右出现，后逐渐加重至行走数米后出现，为自身不稳、全身乏力感。平卧休息后症状可逐渐消失。无头痛，有恶心，无呕吐。无视物旋转感，无耳鸣、听力下降，无视物模糊、复视，无声音嘶哑，无进食反呛。无四肢抽搐、意识丧失，无言语含糊。无面部及肢体麻木乏力感。偶有胸闷，无心悸，无呕血、黑便。来我院神经内科门诊就诊，测坐位血压130/80mmHg。心电图示：窦性心动过缓。头颅CT示：双侧基底节及半卵圆区缺血灶（图6-1）。门诊给予丹参及克林澳静脉滴注3天无明显缓解。后反复就诊于附近几大医院门诊，接受中成药补液活血化瘀治疗及口服敏使朗、平眩胶囊、强力定眩片、弥可保等药物，症状未改善。

既往有高血压病史4年余，最高血压160/95mmHg，平日服用厄贝沙坦1

粒，每天 1 次。现血压控制可，偶有血压偏低。2 个月前发病后因考虑直立性低血压可能，已停药。1974 年行胃大部切除术。数年内有多次头晕病史，每次门诊诊断为腔隙性脑梗死，给予中成药针剂补液活血化瘀治疗后改善。

体格检查

左上肢血压 140/80mmHg，右侧上肢血压 145/83mmhg。神志清，精神可。

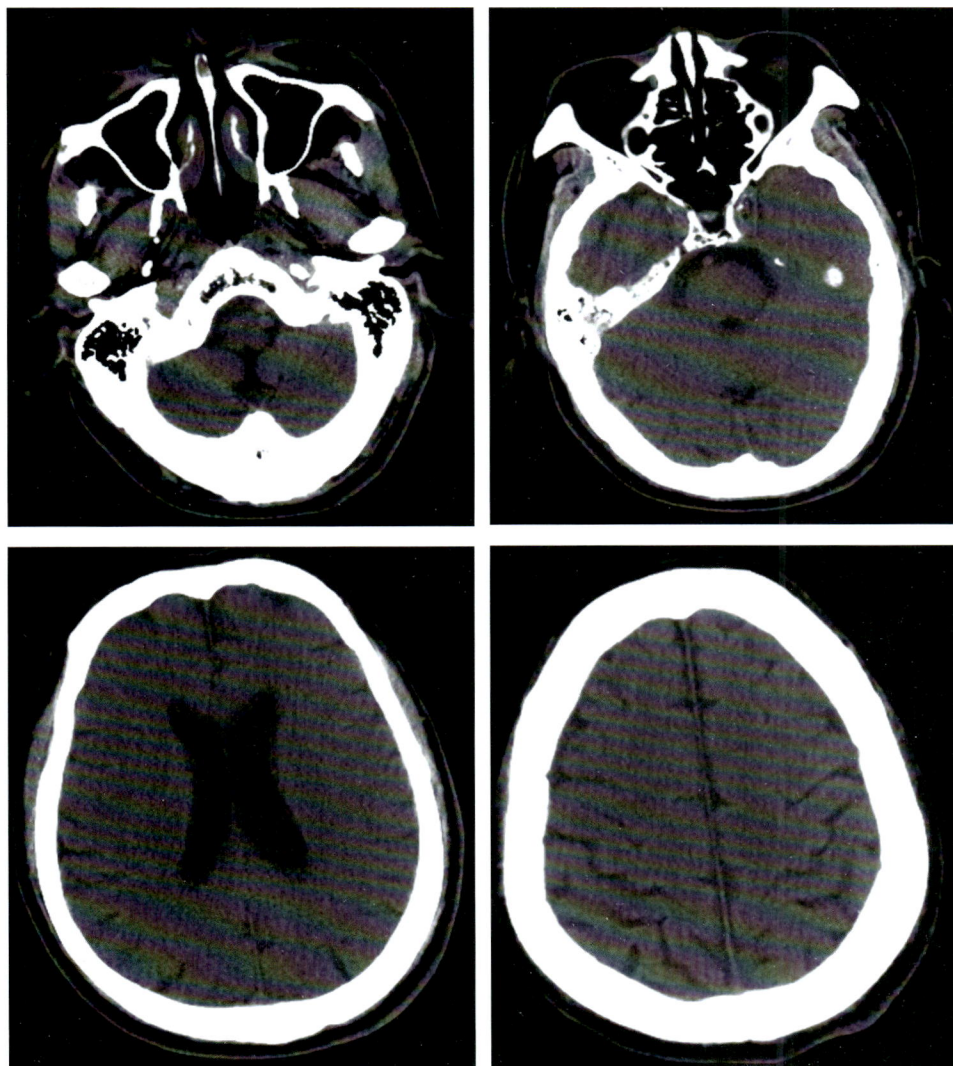

图 6-1　头颅 CT：双侧基底节及半卵圆区缺血灶

颈软，无抵抗，脑膜刺激征（－）。呼吸平稳，双肺呼吸音清，未闻及明显干湿性啰音。心率80次/分，律齐，未闻及病理性杂音。腹部平坦，未见腹壁静脉曲张，全腹质软，无压痛、反跳痛，未扪及肿块，肝脾肋下未触及，肝颈反流征（－），无移动性浊音，肝肾区无叩痛，肠鸣音无亢进，无振水音，双下肢无浮肿。

神经系统检查

神志清楚，查体合作。双侧额纹对称，眼裂等大，双眼球活动自如。眼球无震颤；无复视；双侧瞳孔圆形、等大、位置居中边缘整齐；对光反射正常。双侧额纹、眼裂对称，双侧鼻唇沟对称，闭目完全，粗测听力正常。发音正常，伸舌居中，四肢肌力肌张力正常，双侧指鼻试验、快速轮替试验、跟膝胫试验正常，闭目难立（Romberg）征（－）。躯干、肢体疼痛刺激正常；左侧腱反射（++），右侧腱反射（++）；双侧Babinski征（－）。卧立位试验（－）。Dix-Hallpike检查（－）。

辅助检查

1. **常规检查**　血常规、尿常规、粪常规＋隐血试验（OB）均正常。空腹血糖、糖化血红蛋白正常。血清总胆固醇（TC）3.12mmol/L，甘油三酯（TG）0.77mmol/L，高密度脂蛋白胆固醇（HDL-C）0.87mmol/L，低密度脂蛋白胆固醇（LDL-C）2.22mmol/L。B型脑钠肽492pg/mL。血小板聚集率（ADP）25%。超敏C-反应蛋白113.71mg/L。血沉正常。血栓弹力图、肿瘤标记物、血黏度、凝血功能、D-二聚体、电解质、肝肾功能、同型半胱氨酸基本正常。甲状腺功能检查示：促甲状腺激素5.02μIU/mL，余正常。

2. **特殊检查**　心脏超声：①主动脉弹性减退；②左心房偏大；③二尖瓣关闭不全（轻度）；④三尖瓣关闭不全（轻度）；⑤左心室舒张功能减退。血管超声：

双上肢动脉未见明显异常，伴行静脉内未见明显血栓形成；双下肢股动脉粥样斑块形成；伴行静脉内未见明显血栓形成；右侧颈膨大粥样斑块形成；左侧颈总动脉阻力指数偏高；双侧椎动脉阻力指数增高。头颅 CT：双侧基底节及半卵圆区缺血灶（图 6-1）。头颅 MRI：双侧脑室旁及半卵圆区散在缺血灶（图 6-2）。弓上 CTA：颅内动脉未见明显异常。颈部考虑左侧锁骨下动脉起始段血栓形成，累及左侧椎动脉起始部（图 6-3）。

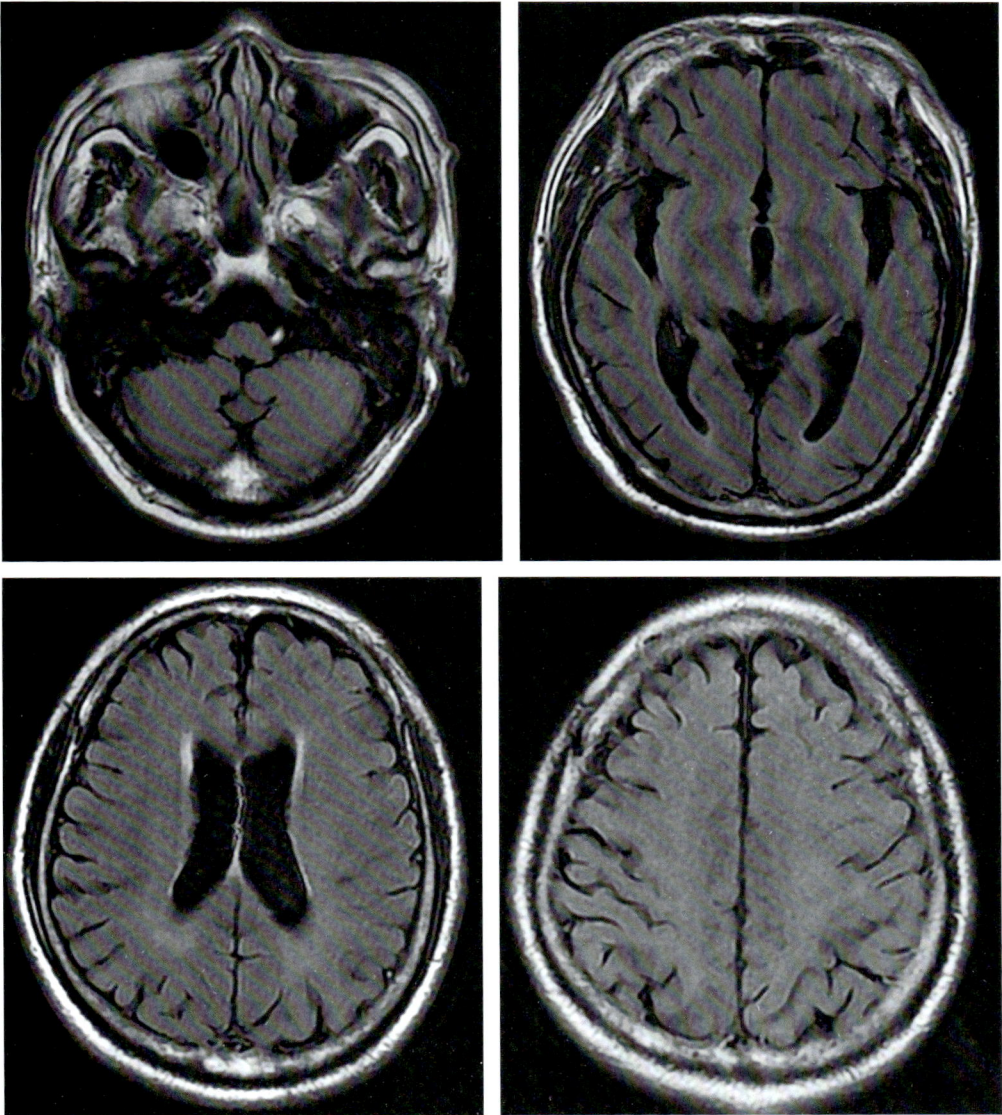

图 6-2 头颅 MRI：双侧脑室旁及半卵圆区散在缺血灶

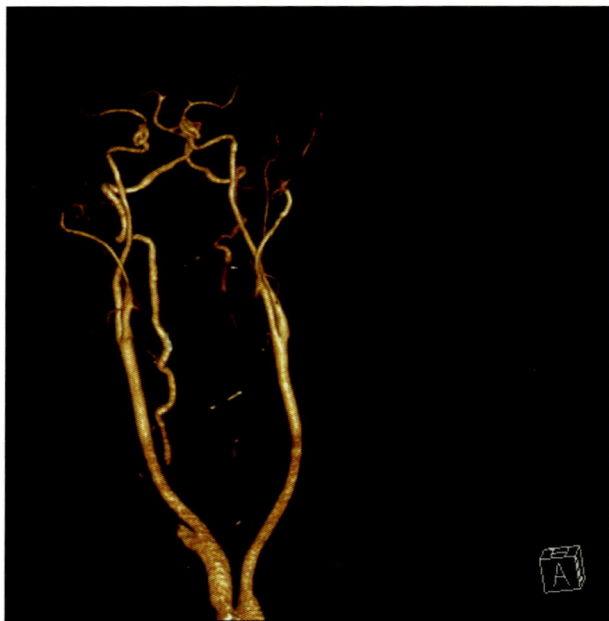

图6-3 弓上CTA：颅内动脉未见明显异常。颈部考虑左侧锁骨下动脉起始段血栓形成，累及左侧椎动脉起始部

诊疗经过

患者入院后先给予敏使朗抗晕动，中药灯盏细辛活血化瘀，盐酸法舒地尔扩张血管，千安倍滋养周围神经，胞磷胆碱改善脑代谢。1周后症状无明显改善，考虑自主神经功能紊乱，加用黛力新。第8天CTA提示：考虑左侧锁骨下动脉起始段血栓形成，累及左侧椎动脉起始部，建议行DSA检查（图6-4～图6-7）。

最终诊断

1. 左侧锁骨下动脉起始段闭塞
2. 高血压病2级，极高危组

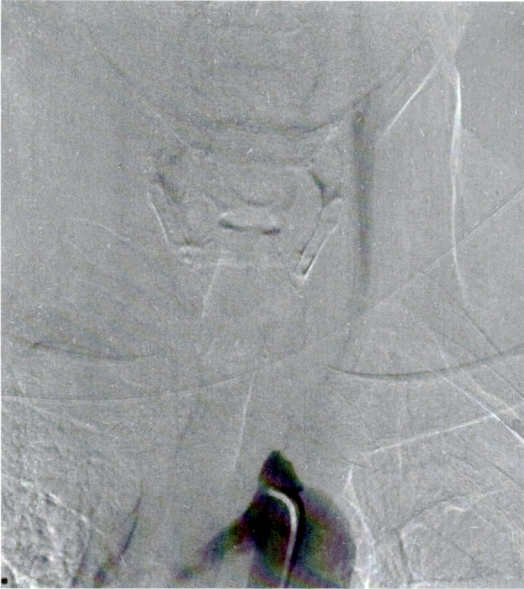

图 6-4 （DSA）主动脉弓造影：左侧锁
骨下动脉残端

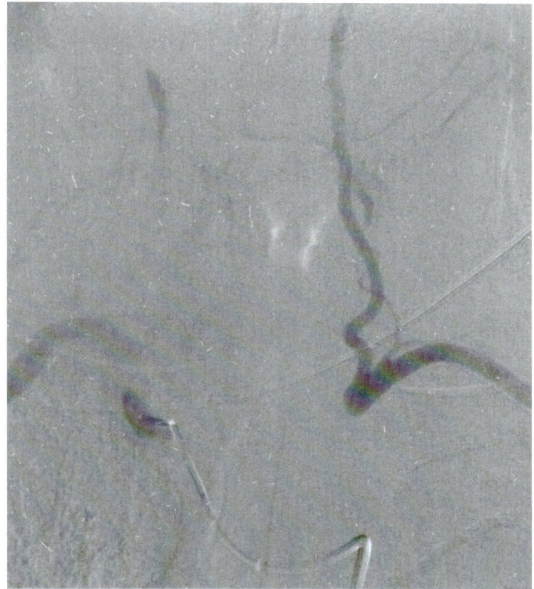

图 6-5 （DSA）右侧锁骨下动脉造影：左
侧椎动脉逆向血流至左侧锁骨下动脉远端

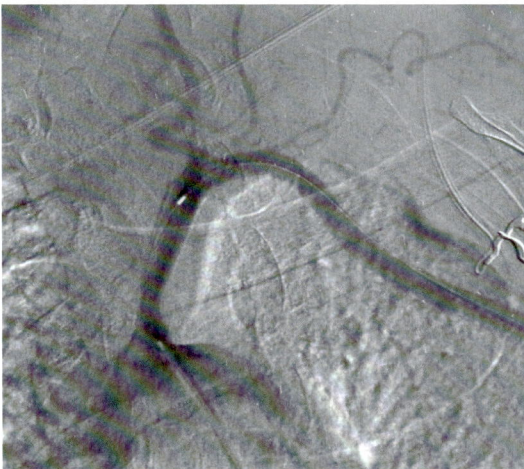

图 6-6 （DSA）行左侧锁骨下动脉血管开
通支架成形术

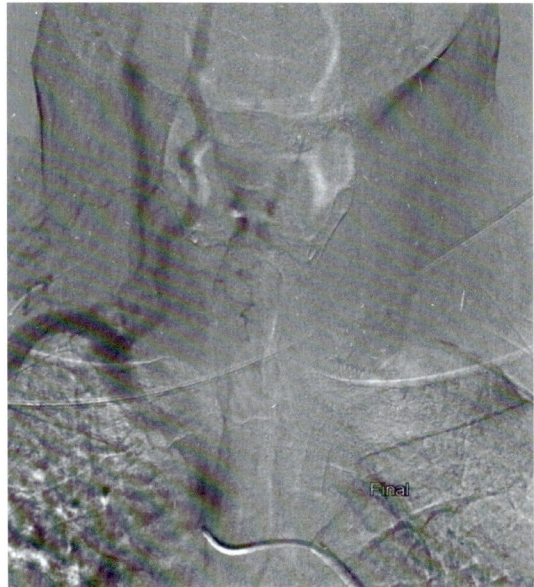

图 6-7 （DSA）术后再次行右侧锁骨下
动脉造影：左侧椎动脉逆向血流消失

第二节 神经内科专科意见

头晕为神经内科常见疾病，门急诊近一半的病例以头晕为主要症状或伴发症状。由于目前脑血管病的发病率居高不下，以及头颅 CT 和 MRI 对缺血灶的倾向性描述，往往头晕会被简单诊断为脑供血不足或者腔隙性脑梗死，治疗也以活血化瘀结合对症抗晕动为主。

该患者既往多次头晕，经过常规处理均得到了良好结局。但本次头晕不同以往。突出问题有两个：①每次头晕均在站立位出现，活血化瘀治疗不再有效，常用的抗晕动等治疗针对各种常见头晕原因的治疗也无明显效果，而卧床即可缓解。卧床时与一般正常人无异，导致患者家属误解其故意犯"懒病"，不愿离床。患者无从解释，导致出现抑郁情绪。②无神经系统阳性体征；无明显直立位低血压；Dix-Hallpike 检查（–）；双上肢血压检测差异小于 20mmHg；前期血液检查、颈动脉、头颅 CT 和 MRI 检查均无特殊异常表现，患者出现的抑郁情绪更导致医生产生错误判断，予处方抗抑郁药物。直至颈部 CTA 发现异常，进一步行 DSA 检查揭开了谜团，对患者来说也是"昭雪了冤屈"。经过 DSA 治疗，患者的"懒病"被治好，终于能轻松直立行走了。

该病例的治疗过程也给我们未来的临床工作提供了非常宝贵的经验和启示。该病例为典型的锁骨下动脉狭窄，由于其病变侧上肢动脉血是由病变侧椎动脉的逆向血流所提供，会出现左右上肢动脉压差大于 20mmHg，两侧脉搏强弱不等，阵发性病变侧上肢乏力等上肢缺血症状；同时，还会出现用力使用一只胳膊时出现头晕，一侧面部、肢体无力或麻木，或者短时期内言语困难、眼前发黑（常为一过性单眼黑蒙），或者出现一过性意识丧失、遗忘等脑部缺血症状。该患者无典型临床表现，椎动脉超声未提示左椎动脉狭窄及逆向血流（血管 B 超受人为因素及技术员技术限制）导致了早期的诊断困难。CTA 和 MRA 检查是明确该诊断的重要手段，可以清晰判断病变部位、狭窄程度以及闭塞远端血管的情况，其诊断特异性可达99%；同时对椎动脉的发育情况可做出明确判断，为下一步治疗方案的制订提供重要参考，建议顽固性头晕患者常规行弓上CTA检查排除椎动脉开口狭窄。DSA检查可以详细评估并明确诊断，同时提供治疗，但由于具有有创性，患者常不易接受，一般不作为常规诊断手段，但对可疑的病例及介入术前证实椎动脉窃血逆流有重要价值，应进行该项检查。

第七章

急性缺血性卒中合并血小板减少症

第一节 临床资料

病史摘要

患者，男性，54岁。主诉：突发言语含糊伴右侧偏身乏力麻木2天。

患者于2015年7月23日上午10：00在安静休息时突发言语含糊，主要表现为表达困难，想要讲话却难以表述，言语迟缓、欠流畅，但说话声音无明显低沉、嘶哑，饮水稍有呛咳，无吞咽困难，同时伴有右侧肢体乏力、麻木感，无明显头晕头痛、恶心呕吐、意识丧失、视物模糊、视物成双等不适，左侧肢体活动和感觉正常。患者于2016年7月3日下午饮酒后出现言语欠清及右侧肢体乏力麻木，当时诊断为"脑梗死"并入住我院，完善头颅 MR 提示"左侧基底节区急性脑梗死"，予以降脂固斑、营养神经、改善循环、活血化瘀等治疗后于7月20日出院。出院时言语不清症状缓解，遗留有较轻的右侧偏身乏力、麻木症状。故患者本次发病未予以重视，以为前次脑梗死遗留症状。次日，患者的症状进行性加重，再次至我院急诊就诊。当时查体右侧鼻唇沟、伸舌右偏、右侧偏身肌力4级。血常规示血小板$73 \times 10^9/L$，血糖、肝肾功能、电解质、凝血功能正常，头颅CT示双侧基底节腔梗灶，头颅MRI示左侧胼胝体、基底节区急性脑梗死灶，诊断为"脑梗死"。因患者血小板减少，故暂未予以阿司匹林抗血小板聚集治疗，予以活血、营养神经、改善循环等治疗。为进一步诊治急诊拟"脑梗死"收入我科。此次发病以来患者的神志清楚，精神可，胃纳佳，大小便正常，睡眠尚可，体重无明显增减。患者有高血压病史10年，长期嗜烟嗜酒。

体格检查

神志清，发育正常，自主体位。皮肤黏膜及巩膜未见黄染，无淤点、瘀斑，全身浅表淋巴结未触及肿大。头面部未见畸形，无眼睑肿胀、巩膜黄染、耳道溢液，无乳突区压痛，无鼻中隔偏曲、鼻旁窦压痛，无扁桃体肿大。颈软，颈动脉搏动正常，无肝颈静脉回流，甲状腺未触及明显肿大。胸廓外形正常，呼吸15次/分，节律平稳对称，触觉语颤对称，无胸膜摩擦音，叩诊为清音。双肺呼吸音清，未闻及干湿性啰音。心前区无异常隆起、凹陷，心尖搏动范围正常，心率60次/分，心音有力，心律齐，各瓣膜区未闻及杂音，叩诊心浊音界未见异常。全腹膨隆，腹壁静脉未显露，腹式呼吸不明显，未及胃肠蠕动波，未及肠型，腹软，无压痛和反跳痛，肝脾肋下未触及，Murphy征（－）。移动性浊音（－），无肝、肾区叩击痛，肠鸣音正常，2次/分。

神经专科检查

神志清，精神可，查体欠配合，言语欠清、说话迟缓、反应慢、理解力差。

失用，观念运动性失语，可以模仿动作。双眼各向活动正常，未见眼震。双侧瞳孔直径 3mm，等大正圆。直接、间接对光反射存在。双侧额纹对称，右侧鼻唇沟变浅，悬雍垂居中，软腭上抬对称，咽反射迟钝，耸肩转头有力，伸舌右偏。颈软、无抵抗。右上肢三角肌、肱二头肌、肱三头肌肌力及握力 4+ 级，右下肢髂腰肌、股四头肌、股后肌群近端肌力 4 级，胫前肌群、腓肠肌肌力 4+ 级，左侧偏身肌力 5 级，存在异己手综合征（alien hand syndrome）表现。四肢肌张力正常，四肢腱反射活跃。右侧偏身针刺觉减退，双侧关节运动觉对称。双侧病理征未引出。右侧指鼻试验及跟 – 膝 – 胫试验（heel-kne-shin test）完成缓慢，左侧完成可。闭目难立征（ – ），直线行走不能完成。脑膜刺激征（ – ）。

辅助检查

1. **血常规异常**　血小板减少，为 $73 \times 10^9/L$；红细胞减少，为 $3.65 \times 10^{12}/L$、血红蛋白减少，为 129g/L；白细胞计数、中性粒细胞比例均正常。

2. **尿、粪常规**　未见明显异常。

3. **血糖、血脂、肝肾功能、电解质、心肌蛋白**　未见明显异常。

4. **铁代谢**　正常。

5. **各类免疫指标正常**　包括血沉（ESR）、C 反应蛋白（CRP）、类风湿因子（RF）、抗核抗体（ANA）、抗可溶性抗原（ENA）、免疫球蛋白全套、免疫蛋白电泳、M 蛋白、补体全套、狼疮抗凝物检测。

6. **凝血功能、易栓指标、血栓弹力图**　抗凝血酶Ⅲ抗原减低，其余凝血功能、易栓指标、血栓弹力图正常。

7. **肝炎指标**　乙肝病毒表面抗体及 ANA 阳性，其余抗体抗原阴性。甲肝、丙肝、丁肝、戊肝抗体阴性。

8. **骨髓穿刺检查**　骨髓增生活跃，粒红比 2.6∶1。粒系增生活跃，嗜酸性粒细胞、嗜碱性粒细胞可见。AKP 积分：66.5 分 /100N.C。红系增生活跃，以中晚幼红细胞为主，成熟红细胞形态大小未见明显异常。巨系增生明显活跃，血小板散在可见。诊断意见：骨髓增生活跃，粒红比降低，粒红二系增生活跃，巨系增生明显活跃，血小板散在可见。请结合临床。

9. 影像学检查

（1）2015年7月9日查头颅MR：右侧基底节区及左侧背侧丘脑亚急性脑梗死；双侧侧脑室旁、半卵圆中心及基底节区多发脑梗灶（缺血灶），轻度老年脑（图7-1）。

（2）2015年7月9日查头颅MRA（图7-2）：右侧大脑中动脉M2~M3段及左侧大脑中动脉M3段管腔局限性狭窄。

（3）2015年7月9日查主动脉弓上MRA（图7-3）：未见明显异常。

（4）2015年7月24日查头颅MR：左侧胼胝体、基底节区急性脑梗死灶（图7-4）。

（5）2015年8月5日查头颅CTA：左侧椎动脉远端狭窄，右侧椎动脉V5段、

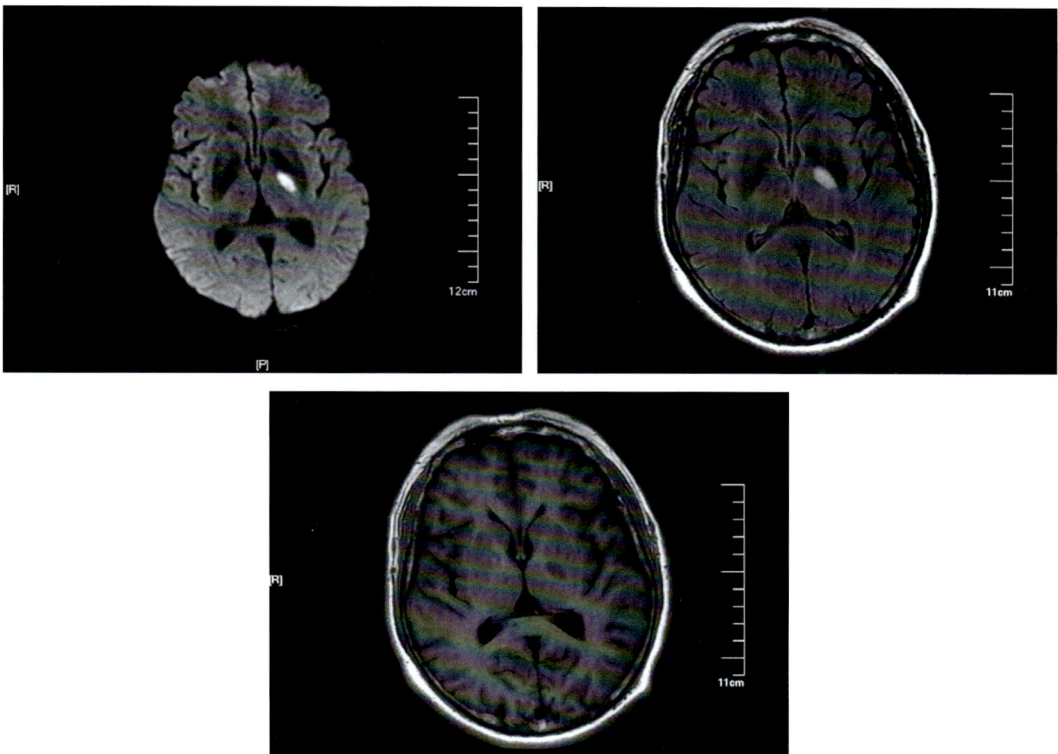

图7-1 2015年7月9日查头颅MR：右侧基底节区及左侧背侧丘脑亚急性脑梗死；双侧侧脑室旁、半卵圆中心及基底节区多发脑梗灶（缺血灶），轻度老年脑

双侧颈内动脉 C2~C4 段管壁钙化。

10. 其他影像学检查和心电图 胸片、心电图、腹部超声、心脏彩超均未见明显异常。

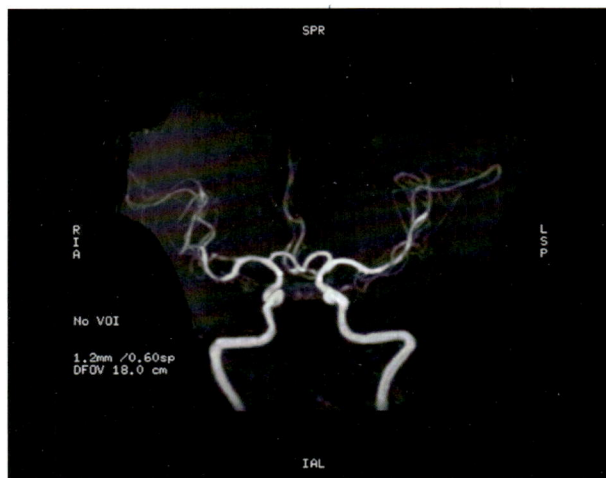

图 7-2 2015 年 7 月 9 日查头颅 MRA：右侧大脑中动脉 M2 ~ M3 段及左侧大脑中动脉 M3 段管腔局限性狭窄

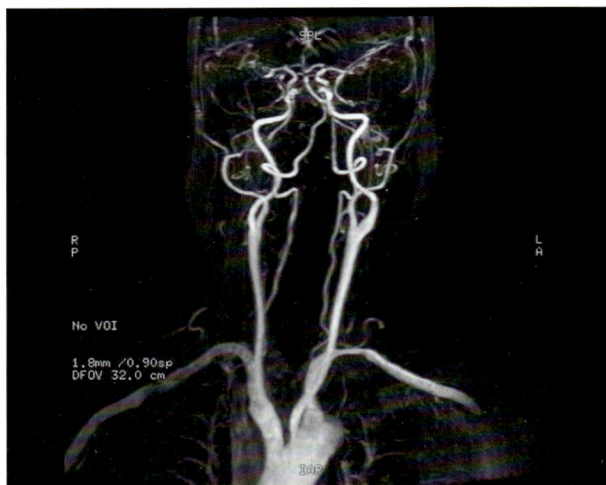

图 7-3 2015 年 7 月 9 日查主动脉弓上 MRA：未见明显异常

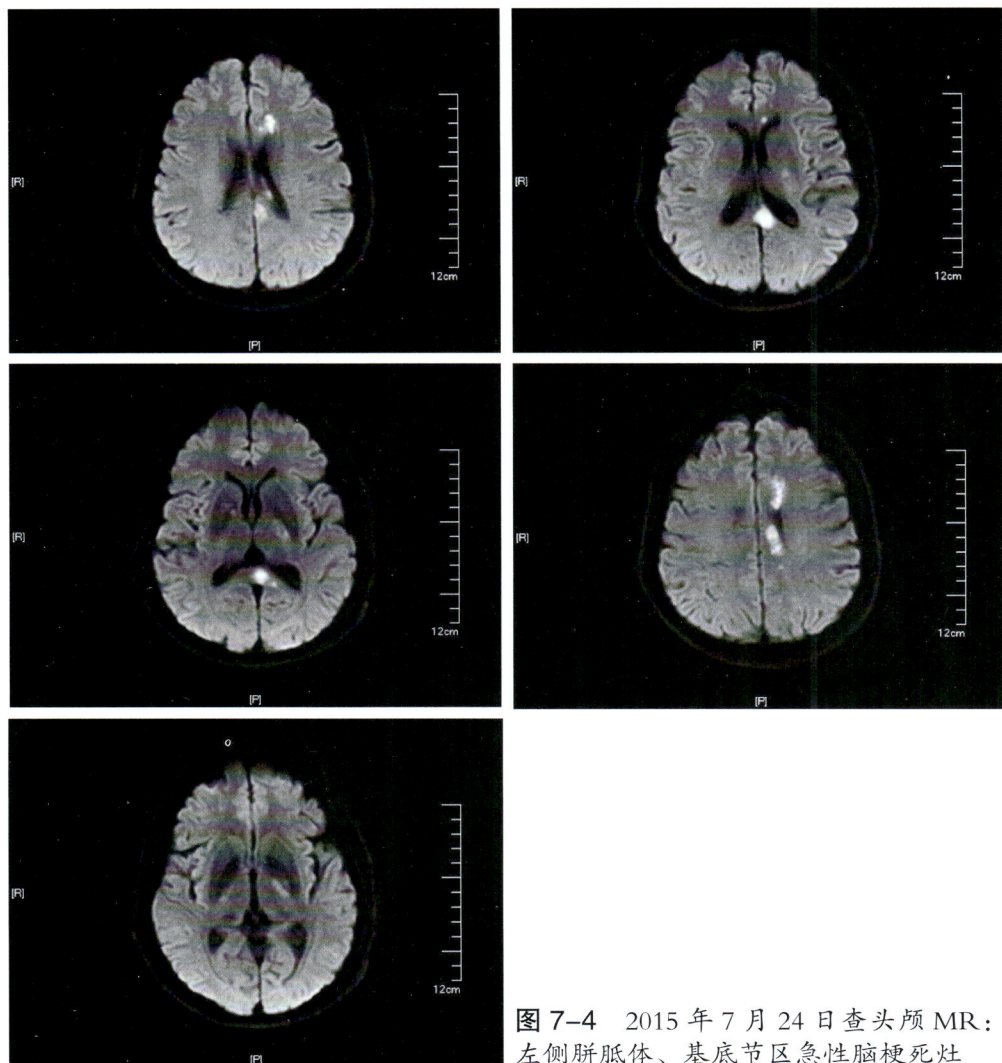

图7-4 2015年7月24日查头颅MR：左侧胼胝体、基底节区急性脑梗死灶

治疗经过

患者入院后完善各项检查，因患者的血小板较低，暂不给予抗血小板聚集药物，予立普妥（阿托伐他汀钙片）调脂固斑，银杏叶提取物活血化瘀，长春西丁扩张血管，依达拉奉清除氧自由基，喹硫平、左洛复改善精神症状等对症支持治疗。考虑患者的血小板计数较低，红细胞呈大细胞改变，抗凝血酶Ⅲ抗

原减低，根据血液科会诊意见，于 2015 年 8 月 3 日行骨髓穿刺术，骨髓涂片见"骨髓增生活跃，粒红比减低，粒红二系增生活跃，巨系增生明显活跃，血小板散在可见"，骨髓组织活检结果提示骨髓造血细胞三系增生活跃，考虑为营养性二系减少，予以利可君、鲨肝醇等治疗。目前患者的病情稳定，症状好转，可予出院。出院时患者的一般情况可，异己手表现较前改善。

最终诊断

1. 急性脑梗死（左侧胼胝体、基底节区梗死，其他原因型）
2. 血小板减少症
3. 贫血
4. 高血压病

第二节 神经内科专科意见

患者，中年男性，急性起病。主诉：突发言语含糊伴右侧偏身乏力、麻木 2 天。

患者入院时言语欠清、说话迟缓、反应慢、理解力差。失用，观念运动性失语，可以模仿动作。右侧鼻唇沟变浅，咽反射迟钝，伸舌右偏。右上肢三角肌、肱二头肌、肱三头肌肌力及握力 4+ 级，右下肢髂腰肌、股四头肌、股后肌群近端肌力 4 级，胫前肌群、腓肠肌肌力 4+ 级，左侧偏身肌力 5 级，存在异己手综合征表现。右侧偏身针刺觉减退。右侧指鼻试验及跟膝胫试验完成缓慢，左侧完成可。临床定位于左侧胼胝体及基底节区。但患者同时存在血小板减少症，在抗血小板聚集治疗上存在矛盾，完善血液科相关检查并予以相关治疗后，根据血小板计数情况，酌情使用抗血小板聚集药物；同时，患者可能存在血小板功能异常，故短时间内反复发生急性脑梗死。

针对卒中的二级预防，中国脑血管病防治指南[1]、欧洲卒中组织（ESO）指南[2]、美国心脏协会（AHA）/美国卒中协会（ASA）指南[3]均推荐使用抗血小板聚集药物阿司匹林、双嘧达莫或氯吡格雷。但这 3 种药物的使用均会产生抑制血小板聚集的作用，加重有出血倾向患者的出血风险。对于血小板 <50×10^9/L 的患者，不推荐使用[4]。患者目前的血小板为 73×10^9/L，与疗效相比，弊大于利，暂不使用。可以考虑选择其他对造血系统无明显影响、改善脑循环的药物。

该病例在诊疗过程中，因存在血小板减少，故暂未使用抗血小板聚集治疗。但同时患者短时间内反复出现 2 次脑梗死症状。治疗上存在矛盾，故今后在此类患者的处理上，要兼顾血液科原发病的诊疗，同时，卒中方面则强化他汀类药物治疗。

本病例在处理上符合临床诊疗规范，注意后期随访，如血小板计数上升，可考虑继续使用抗血小板聚集药物治疗。

参考文献

[1] Ferraris VA，Ferraris SP，Moliterno DJ. The society of thoracic surgeons practice guideline series:aspirin and other antiplatelet agents during operative coronary revascularization（executive summary）. *Annals of Thoracic Surgery*, 2005, 79（4）:1454–1461.

[2] Sacco RL，Adams R，Albers G. Guidelines for prevention of stroke in patients with ischemic stroke or transient ischemic attack:a statement for healthcare professionals from the American heart association/American stroke association councilon stroke:co-sponsored by the council on cardiovascular radiology and intervention:the American academy of neurology affirms the value of this guideline. *Stroke*，2006，37（2）:577–617.

[3] P Ringleb.The European stroke organisation（ESO）executive committee and the ESO writing committee Guidelines for management of ischaemic stroke and transient. *Ischaemic attack*，2008，5：669–670

[4] 中华医学会神经病学分会脑血管病学组，缺血性脑卒中二级预防指南撰写组 . 中国缺血性脑卒中和短暂性脑缺血发作二级预防指南 2010 . 中华神经科杂志，2010，2：4013–4015.

第八章

多发性大动脉炎致急性缺血性卒中

第一节 临床资料

病史摘要

患者，女性，28 岁。主诉：突发意识丧失伴右侧肢体乏力 2 天。

患者 2 天前行走时突发头晕黑蒙，继而意识丧失。当时无口吐白沫、四肢抽搐，无大小便失禁等。由家人急送当地医院就诊，当时测血压 85/46mmHg，行头颅 MRI 示"左侧额叶–岛叶急性期脑梗死"，头颅 MRA 示"左侧颈内动脉狭窄、闭塞，左侧大脑中动脉未见显影"；予以多巴胺升压，阿司匹林抗血小板凝集，长春西丁等对症治疗。1 天前患者的意识状态逐渐好转，自觉右侧肢体乏力麻木，伴言语不利，为求进一步治疗，遂转至我院。发病以来患者意识欠佳，精神差，血压低，余生命体征平稳，不能进食，2 天来未排便，留置导尿，体重无明显降低。

患者起病前 1 个月反复出现头晕，为阵发性头部昏沉感，无天旋地转、黑蒙，坐起时加重，躺下缓解，无恶心呕吐，曾在当地医院查头颅 MRI 示无殊，诊断为"鼻窦炎"，予以抗感染治疗，效果不佳。

既往于 2011、2015 年行剖宫产。否认高血压、糖尿病、心脏病、结核等病史。

体格检查

T：37℃；P：75 次 / 分；R：20 次 / 分；BP：（去甲肾上腺素微泵维持中）左上肢血压测不到，右上肢 92/51mmHg，左下肢 201/87mmHg，右下肢 207/93mmHg。

患者发育正常，营养中等，嗜睡。全身浅表淋巴结未触及肿大。呼吸平稳，口唇无发绀。颈软，气管居中，甲状腺无肿大。左侧颈动脉搏动弱，左侧锁骨上部可听到 II 级收缩期血管杂音。左上肢肱动脉、桡动脉搏动未扪及。胸廓对称，两肺呼吸音对称，未闻及啰音。心率 75 次 / 分，律齐，各瓣膜听诊区未闻及病理性杂音。腹软，无压痛，肝脾肋下未及。双下肢无水肿。

神经专科检查

嗜睡，双侧瞳孔等大等圆，直径 3mm，对光反射灵敏。构音障碍，运动性失语，口角左歪，伸舌右偏。右侧肢体肌张力增高，左侧肢体肌张力正常。右侧上下肢肌力 0 级，左侧肢体肌力 4 级。右侧颜面部及肢体针刺觉减退。双侧深感觉对称存在。左侧 Babinski 征（－），右侧 Babinski 征（＋）。洼田饮水试验 2 级。NIHSS 评分 10 分。

辅助检查

1. **头颅 MRI** 示：左侧额叶 – 岛叶急性期脑梗死（图 8-1）。

2. **头颅 MRA** 示：左侧颈内动脉狭窄、闭塞，左侧大脑中动脉未见显影（图 8-2）。

3. **颈部 CTA 检查** 提示：考虑双侧大动脉炎；右侧颈总动脉全程管壁增厚，管腔重度狭窄；左侧颈总动脉闭塞改变（图 8-3）。

4. **心脏 B 超检查** 提示：心脏大小、形态、结构、功能、血流未见明显异常。

5. **腹部 B 超检查** 提示：腹主动脉未见异常，双肾动脉未见异常。

6. **颈部血管 B 超** 提示：双侧颈动脉大动脉炎考虑，左侧颈总动脉闭塞；左侧椎动脉未见明显异常，右侧椎动脉显示不清。

7. **血常规** 白细胞计数 13.3×10^9/L ↑，中性粒百分比 82%，血小板计数 355×10^9/L ↑；红细胞沉降率 95.00mm/h ↑；CRP 110.00mg/L ↑；凝血谱（血浆）：血浆纤维蛋白原 8.22g/L ↑，D- 二聚体 900μg /L（FEU）↑。

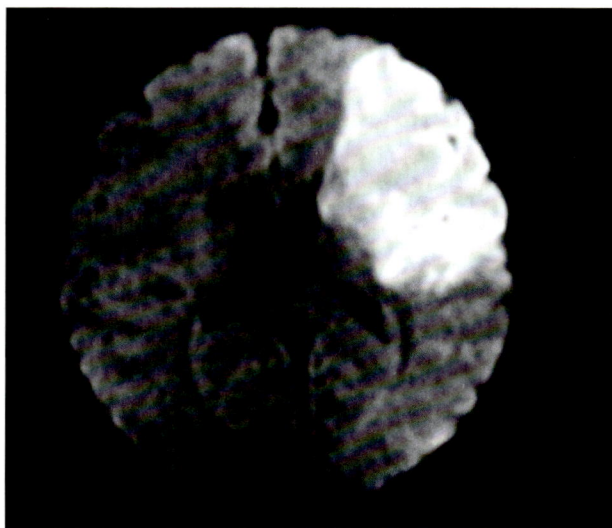

图 8-1　头颅 MRI 示：左侧额叶 – 岛叶急性期脑梗死

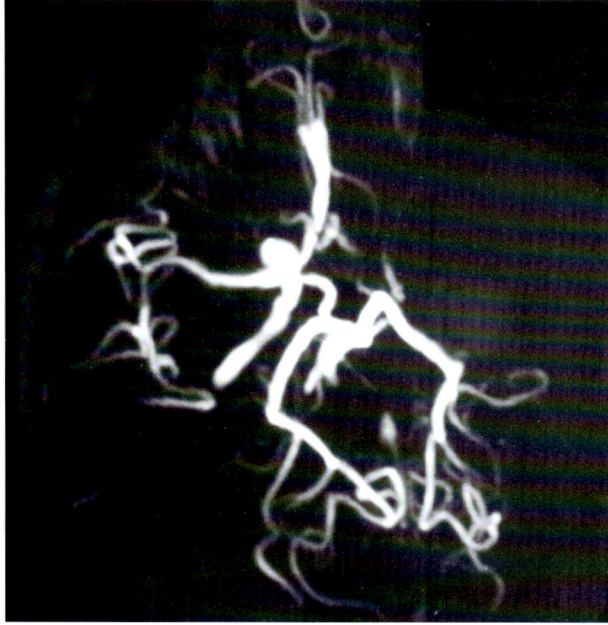

图 8-2 头颅 MRA 提示：左侧颈内动脉狭窄、闭塞，左侧大脑中动脉未见显影

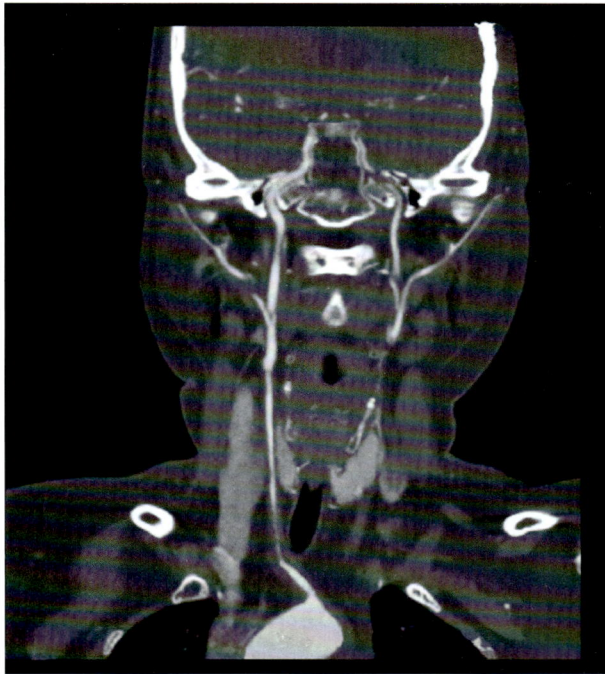

图 8-3 颈部 CTA 检查提示：双侧大动脉炎考虑；右侧颈总动脉全程管壁增厚，管腔重度狭窄；左侧颈总动脉闭塞改变

8.其他实验室检查 尿便常规，糖脂肝肾功能，T_3、T_4 全套，心肌酶谱，抗核抗体全套，HIV 检测，梅毒螺旋体病毒抗体，肿瘤标记物全套均无异常。

治疗经过

入院后告病危，给予心电监护，嘱平卧位休息，给予万汶扩充血容量，盐酸米多君（每次 2.5mg，每天 2 次）升压，拜阿司匹林（每次 200mg，每天 1 次）抗血小板聚集，阿托伐他汀钙（每次 20mg，睡前 1 次）调脂、稳定斑块，尤瑞克林开放侧支、改善微循环等对症支持治疗。

根据风湿免疫科会诊意见，给予甲强龙每天 80mg，1 周左右减量至每天 60mg，后改口服美卓乐 1mg/（kg·d），维持 4~6 周再规律减量。同时监测四肢血压，完善血管超声包括腹主动脉、髂动脉、肾动脉，了解动脉受累范围。

应用激素 1 个月后复查血沉正常，遂在本院血管外科行"左锁骨下动脉、右颈动脉造影＋球囊扩张术"，术中顺利。术后自觉头晕、黑蒙情况改善，视物较前清晰，目前右上肢肌力 2 级，右下肢肌力 4 级，左侧肢体肌力 5 级。继续予美卓乐、甲氨蝶呤免疫抑制治疗，定期风湿科、血管外科门诊随访。

最终诊断

1. 急性脑梗死（左侧基底节区）
2. 多发性大动脉炎
3. 左侧颈动脉闭塞，左锁骨下动脉狭窄，右侧颈总动脉重度狭窄

第二节 神经内科专科意见

大动脉炎（Takayasu's arteritis，TA）是指主动脉及其主要分支的慢性进行性非特异性炎性疾病，多发于年轻女性，30 岁以前发病率约占 90%，40 岁以后较少发病。病因迄今尚不明确，可能与感染引起的免疫损伤等因素有关。

大动脉炎根据受累动脉可分四型：①头臂动脉型；②胸-腹主动脉型；③广泛型；④肺动脉型。10%~20% 的大动脉炎患者会并发缺血性卒中[1]。这部分患者多为头臂动脉病变[2]。大动脉炎致脑梗死的发生机制主要是血管炎累及颈部血管时，病变的动脉壁纤维化，呈弥漫性或不规则性增厚、变硬，引起血管不同程度的狭窄或闭塞，同时合并血栓形成，栓子脱落阻塞血管远端形成脑梗死[3]。此外，血管炎累及颅内动脉或者动脉栓塞都可以导致颅内动脉狭窄。若双侧动脉起始部都存在临界性狭窄，患者直立时脑部血流灌注压会明显下降而表现为反复晕厥[1]。

针对大动脉炎的治疗主要是长期免疫抑制治疗，包括糖皮质激素或联合免疫抑制剂治疗，一般为口服泼尼松每天 1mg/kg，维持 34 周后逐渐减量，每 10~15d 减总量的 5%~10%，通常以 ESR 和 CRP 下降至趋于正常为减量的指标，剂量减至每天 5~10mg 时应维持一段时间。疾病的疗效和预后主要取决于对大动脉炎的有效治疗，早期糖皮质激素联合免疫抑制剂治疗可改善预后。大动脉炎的再血管化治疗包括外科手术治疗（血管旁路移植术、动脉内膜切除术）和介入治疗（球囊扩张术、支架置入术）。通常情况下，外科手术应在大动脉炎症控制稳定期实施，其目的在于避免再狭窄血栓形成、出血以及感染等并发症[4]。

当大动脉炎患者合并脑梗死时需同时行扩充血容量、抗血小板聚集治疗，也有资料显示可抗凝治疗。该例患者为青年女性，主要表现为上肢动脉无脉及脑梗死，结合血管影像学检查，发现受累范围包括双侧颈总动脉、左侧锁骨下动脉、左侧大脑中动脉，因此为大动脉炎头臂动脉型。急性期经积极扩充血容量补液、抗血小板聚集及稳定斑块治疗，脑梗死病情稳定。根据中国缺血性卒中亚型（CISS）分型，其病因分型归为其他原因，系大动脉炎所致。因此，卒中的二级预防需针对原发病治疗，给予糖皮质激素联合免疫抑制剂治疗以稳定大动脉炎的活动，同时抗血小板聚集治疗。

　　临床上以脑梗死为首发症状的多发性大动脉炎病例罕见。该患者发病前1个月已有头晕、黑蒙等脑缺血表现，但在当地医院就诊时可能医生未仔细查体，造成漏诊。该病例提示当遇到青年型卒中患者，尤其是青年女性，需注意外周血管的搏动情况并注意是否有血管杂音，检查患者时最好能测四肢血压，如发现血管搏动异常或听到血管杂音，应进一步检查明确血管病变的原因。血管彩色多普勒超声可发现早期并未引起管腔狭窄时的轻度血管壁炎性改变。

参考文献

[1] Vidhate M, Garg RK, Yadav R, et al. An unusual case of Takayasu's arteritis: Evaluation by CT angiography. *Annals of Indian Academy of Neurology*, 2011, 14: 304–306.

[2] 毛俊杰 .TA 合并脑梗死 11 例临床分析 . 中国综合临床 ,2008，24：1036–1037.

[3] Johnston SL, Lock RJ, Gompels MM. Takayasu arteritis：a review. *J Clin Pathol*, 2002, 55: 481–486.

[4] 中华医学会风湿病学分会 .2011 年大动脉炎诊断及治疗指南 . 中华风湿病学杂志，2011，15（2）：119–120.

第九章

血小板增多症致急性缺血性卒中

病史摘要

患者，女性，40岁。主诉：头晕15天，反复左侧肢体无力2天。于2016年10月6日入院。

患者于入院前15天前出现头晕症状，无视物旋转、恶心呕吐、黑蒙、吞咽困难、饮水呛咳等症状，于台州中心医院中医科中药治疗后未见明显好转。入院前13天前无明显诱因出现心慌，无胸痛、胸闷、呼吸困难、手抖大汗、意识丧失、四肢乏力、发热、咳嗽等症状，于当地医院就诊发现"血液黏度增高（报告未见）"，遂至台州中心医院就诊。2016年10月4日查血常规：白细胞13.1×10^9/L、血红蛋白203g/L、血小板513×10^9/L、中性粒细胞85%，血细胞比容63.8%，遂入当地医院继续治疗。患者入院前2天在当地医院突发左侧肢体乏力，伴下肢踩棉花感，休息10分钟后缓解，无言语障碍、肢体麻木、抽搐，查头颅 MRA 示"右侧顶枕颞叶出血性脑梗死，右侧颈内动脉及右侧大脑中动脉显示不清，右侧大脑中动脉远端分支稀疏"。医生建议转上级医院进一步治疗，遂至我院急诊以"脑血管意外"收治入院。患病以来患者神志清楚，精神可，胃纳一般，大小便无殊，偶有入睡困难，睡眠浅，无鼾声响亮，近 2 个月来运动量较前增加，体重下降 4kg。

否认高血压、糖尿病、心脏病、肝炎、肺结核等病史。否认重大手术外伤史，否认中毒、输血史。对"喹诺酮类"药物过敏，过敏反应为皮疹，否认其他药物、食物过敏史，预防接种史随当地进行。平素月经规则，白带无殊。适龄结婚，育有 1 子，配偶及子女均体健。父母健在，父亲有高血压病，母亲 1 妹妹健在，体健。

体格检查

T：37.2 ℃；P：91 次 / 分；R：18 次 / 分；BP：143/87mmHg。体重 63kg，身高 163cm，意识清晰，体位自主，查体合作。皮肤黏膜色泽正常，未见水肿、皮疹、出血。全身浅表淋巴结无肿大。头颅大小正常、无畸形。结膜、巩膜无殊，鼻旁窦无压痛，口唇无发绀。颈软，气管居中，甲状腺无肿大。胸廓对称，心率 91 次 / 分，律齐，S1、S2 无亢进，各瓣膜听诊区未闻及病理性杂音，呼吸运动对称，双肺未闻及干湿性啰音。腹部平坦、柔软、无压痛和反跳痛，肝脾肋下未触及，移动性浊音（－）。脊柱未见畸形，无叩痛、压痛，四肢无殊。

神经专科检查

患者神志清，语言清晰，嗅觉、视力正常，双侧瞳孔等大等圆，直径 4.0mm，对光反射敏感，眼球各方向运动正常，无眼震、复视。面部感觉正常，下颌运动正常，鼻唇沟两侧对称，双侧皱额对称。听力正常。发音无嘶哑，吞咽正常。

伸舌居中,无舌肌萎缩和肌束颤动。姿势与步态正常。四肢肌力 5 级,肌张力正常,无不自主运动和肌纤维震颤,指鼻试验正常,左手轮替动作变慢,右手正常。深浅感觉无殊,深浅反射均正常,无病理性反射。脑膜刺激征(–)。洼田饮水试验 1 级。改良 RANKIN 量表(MRS)评分 0 分。NIHSS 评分 0 分。

辅助检查

1.血常规 2016 年 10 月 7 日血常规:白细胞 13.3×10^9/L ↑,红细胞 7.96×10^{12}/L,血红蛋白 195g/L ↑,血小板 691×10^9/L ↑;2016 年 10 月 11 日血常规:白细胞 14.2×10^9/L ↑,红细胞 7.48×10^{12}/L ↑,血红蛋白 189g/L ↑,血小板 694×10^9/L ↑;2016 年 10 月 12 日血常规:白细胞 15.3×10^9/L ↑,红细胞 7.42×10^{12}/L ↑,血红蛋白 185g/L ↑,血小板 644×10^9/L ↑;2016 年 10 月 14 日血常规:白细胞 15.9×10^9/L ↑,血红蛋白 164g/L ↑,血小板 640×10^9/L ↑;2016 年 10 月 16 日血常规:白细胞 11.0×10^9/L ↑,红细胞 6.85×10^{12}/L ↑,血红蛋白 167g/L ↑,血小板 687×10^9/L ↑;2016 年 10 月 18 日血常规:红细胞 6.81×10^{12}/L ↑,血红蛋白 169g/L ↑,血小板 621×10^9/L ↑(图 9-1)。

2.凝血酶 2016 年 10 月 7 日查凝血谱:凝血酶原时间 15.2s ↑、凝血酶原时间活动度 74.0% ↓、国际标准化比值(INR)1.21 ↑、部分凝血活酶时间 51.0s ↑、凝血酶时间 19.4s ↑、D- 二聚体 1240μg/L ↑;2016 年 10 月 11 日凝血谱:凝血酶原时间 15.5s ↑、凝血酶原时间活动度 71.0% ↓、INR 1.24 ↑、部分凝血活酶时间 48.9s ↑、凝血酶原时间 20.4s ↑、D- 二聚体 870μg/L ↑。

3.血栓弹力图 2016 年 10 月 13 日查血栓弹力图:血栓弹力图 R 2.10 分钟 ↓、血栓弹力图 Angle37.00degrees ↓、血栓弹力图 MA 4.40mm ↓。

4.其他实验室检查 维生素 B$_{12}$ 叶酸铁蛋白,糖化血红蛋白,乙肝三系 + 丙肝检查,HIV 抗体检测,T$_3$、T$_4$ 全套,血沉(ESR),梅毒抗体(自费),粪常规 + 隐血,抗心磷脂抗体,抗中性粒细胞胞浆抗体,抗核抗体常规,血乳酸无明显异常。

红细胞变化趋势图
（单位：×10⁹/L）

红细胞变化趋势图
（单位：×10¹²/L）

血红蛋白变化趋势图
（单位：g/L）

血小板变化趋势图
（单位：×10⁹/L）

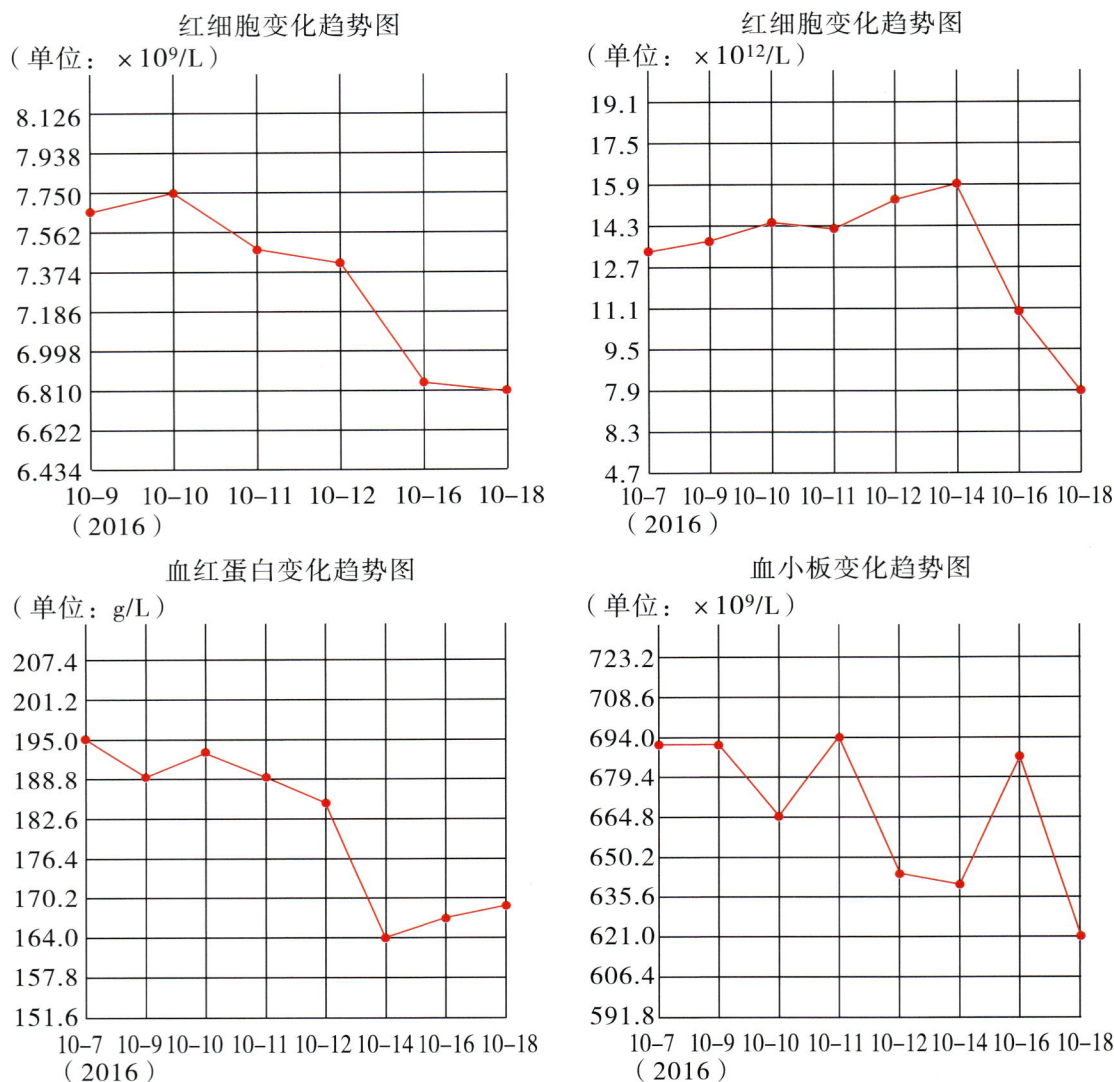

图9-1　血常规指标变化图

5. 头颅平扫＋磁共振扩散加权成像（DWI）　详见图9-2。

6. 2016年10月11日做肝胆胰脾彩超　脾脏体积增大，肋间厚约4.2cm，包膜光整，实质回声均匀，实质内未见明显占位性病灶，脾门侧脾静脉内径正常。CDFI：实质内血流未见明显异常（图9-5）。

7. 2016年10月8日查颈部CT血管成像（CTA）　两侧颈动脉和椎动脉CTA未见明显异常。ESWAN：右侧颞枕叶梗死灶伴出血转化（图9-3）。

8. 2016年10月10日做骨髓穿刺常规　粒、红、巨三系造血旺盛，骨髓

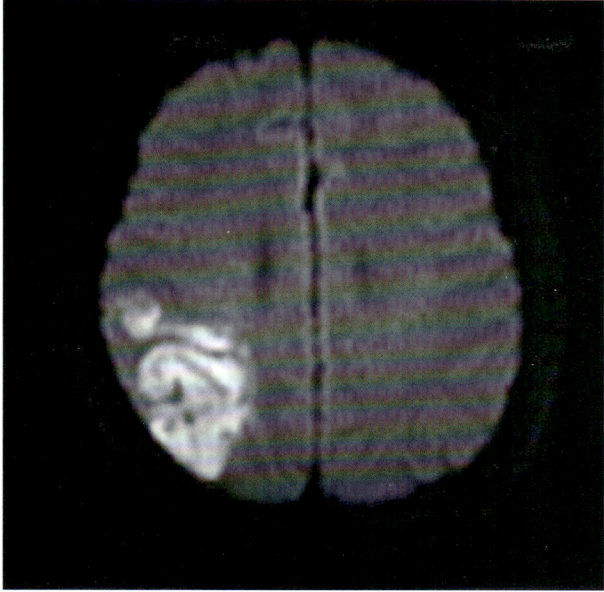

图 9-2 2016 年 10 月 8 日做头颅弥散加权成像（DWI）：右侧颞枕顶叶脑梗死

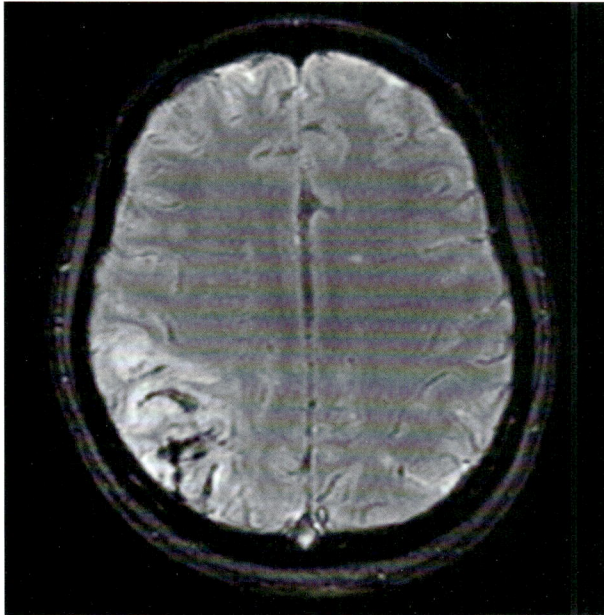

图 9-3 2016 年 10 月 8 日做头颅三维梯度回波序列（ESWAN）：右侧颞枕叶梗死灶伴出血转化

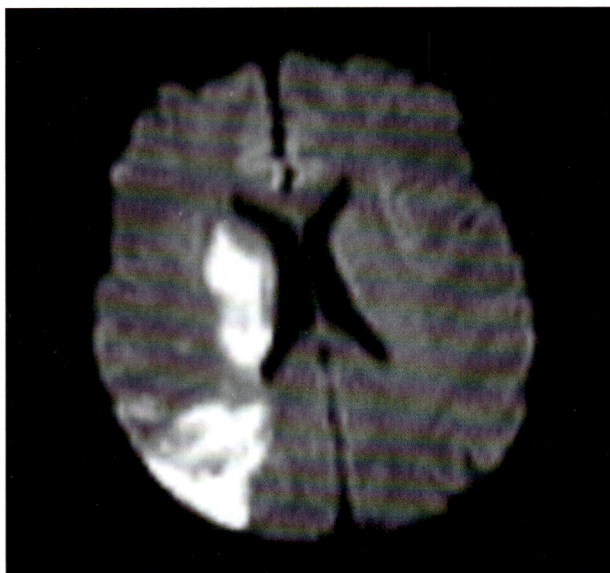

图 9-4　2016 年 10 月 12 日做头颅 MRI：病灶较前进展

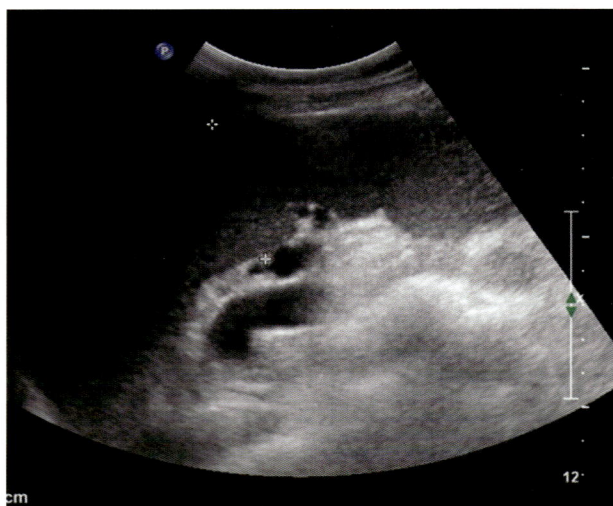

图 9-5　脾脏体积增大

增殖性肿瘤可能，外周血 *JAK2* 突变阳性，*BCR-ABL* 定性阴性。

9. 2016 年 10 月 12 日头颅 MRI　MRI 示：病灶较前进展（图 9-4）。

治疗经过

患者入院后反复查血常规发现血三系（即红细胞计数和血红蛋白、白细胞计数和白细胞计数及血小板计数）明显增高，头颅 MRI 提示右侧颞枕顶叶新近脑梗死伴少许出血，右侧大脑中动脉狭窄。按照血液科意见暂给予每天或者隔天放血 100~200mL、酌情抗血小板聚集、补充血容量、稳定斑块、完善骨髓检查等治疗，患者仍有发作性左侧肢体力弱情况，发作间期肌力 4 级，发作期肌力 1~2 级。患者于 2016 年 10 月 12 日晨起发现左侧肢体力弱加重，查体：左侧肌力 0 级，左下肢病理征（+）。与家属解释病情交代风险获益后，加用尤瑞克林 1 支，静脉滴注，每天 1 次。同时患者的骨髓穿刺结果提示原发性血小板增多症，JAK2 V671F 提示突变，加用羟基脲降低血小板，每次 1 片，每天 2 次，$\alpha_1 b$ 干扰素治疗 ，每次 50μg， 隔天 1 次。患者病情逐渐稳定，未再诉有新发肢体乏力情况，7 天后转当地医院继续康复及治疗原发病。出院查体：生命体征平稳，左侧肢体肌力较前好转，言语含糊好转。左侧肢体肌力 2 级，右侧肢体肌力 5 级，双侧浅感觉对称存在，左下肢 Babinski 征（+）。

最终诊断

1. 原发性血小板增多症
2. 出血性脑梗死（右侧顶枕颞叶）

第二节 神经内科专科意见

定位诊断：左侧肢体肌力0级定位在右侧锥体束受损。定性诊断：按照Midnights定性诊断原则，患者急性起病，表现为急性右侧锥体束受损，无明显感染征象，无明显外伤史，排除代谢性疾病、变性病、感染性疾病、遗传病、创伤性疾病；不排除免疫性疾病，占位性病变，血管性病变。结合患者的影像学检查特点为DWI高信号，不符合免疫性疾病及占位性病变特点，首先考虑血管性疾病。血管定位：患者的影像学检查主要表现为右侧颞、枕叶交界区DWI高信号，伴随局部渗血，病灶分布主要在右侧大脑中动脉分布区域，考虑为动脉梗死伴有局部出血转化。入院后给予放血、补液等治疗后患者的症状较前有明显进展，复查头颅MRI发现右侧大脑中动脉近段也出现梗死，"进展性卒中"诊断明确。入院后的辅助检查发现患者的血三系明显增高，遂给予骨髓穿刺检查查找血三系增高的原因，结果提示"原发性血小板增多症可能"，基因检查提示有 JAK2 变异，进一步证实了骨髓穿刺检查的结果。按照TOAST诊断分型来说，脑梗死主要分为：①大动脉粥样硬化性；②心源性栓塞型；③小动脉闭塞型；④病因明确型；⑤其他类型。本例患者诊断明确，这是一例由于血液系统原发性血小板增多症引起的脑梗死病例，主要发病机制是过多的血小板聚集导致患者的左侧大脑中动脉闭塞引起的脑梗死，并且在梗死后继发出血转化情况。

考虑到患者为脑梗死伴有出血转化，入院后给予西洛他唑抗血小板聚集治疗，减少进一步出血的风险，并按照血液科会诊意见给予放血减少血小板，补液等治疗，患者的症状仍然继续进展，表现为肌力变为0级。在骨髓穿刺结果明确后给予羟基脲及a干扰素降低血三系治疗，同时加用尤瑞克林治疗，之后患者病情稳定，血细胞、白细胞及血小板计数逐渐下降，未再新发右侧肢体无力症状。尤瑞克林是近年来我国自主研发的一类新药，是从人尿液中提取的蛋白水解酶，能将激肽原转化为激肽（kinin）和血管舒张素（kallidin）；对离体动脉具有舒张作用，并可抑制血小板聚集、增强红细胞的变形能力和氧解离能力。静脉注射尤瑞克林可舒张脑血管，降低脑梗死面积的扩展，改善梗死引起的脑组织中葡萄糖和氧摄取的降低，改善葡萄糖代谢。结合本例患者，患者出现右侧大脑中动脉阻塞，局部区域缺血缺氧，大量血小板聚集，符合尤瑞克林的用药指征。加用尤瑞克林后患者的卒中进展情况得到明显改善，说明该药应用于进展性卒中具有一定疗效。对临床上有进展性卒中可能的患者在治疗原发病的同时也应该及早进行干预，防治卒中的进一步进展。

第十章

肺部恶性肿瘤合并急性缺血性卒中

第一节 临床资料

病史摘要

患者男性，66岁。主诉：发作性头晕伴呕吐2天。

患者于入院2天前午饭后无明显诱因安静状态下突发头晕，伴恶心、呕吐，呕吐为非喷射性，呕吐物为胃内容物，平卧休息半小时后好转。无视物旋转、视物成双，无耳鸣、耳堵，无言语不利、肢体麻木无力，无心慌、胸闷，无意识障碍，无发热。既往有高血压病30年，血压最高180/100mmHg，平素未服药，自诉血压在140/90mmHg左右。近1个月咳嗽、咳痰，痰中偶有血丝。余无特殊。饮酒40年，每天饮白酒2两，未戒酒；吸烟40年，平均20支/天，未戒烟。家族史无特殊。

体格检查

T:36.7℃；P：66 次 / 分；R：20 次 / 分；BP：179/66mmHg。双肺呼吸音粗，未闻及干湿性啰音。余一般内科查体未见明显异常。

神经专科检查

神志清楚，言语流利，高级皮层功能正常，颅神经检查未见明显异常，双侧肢体深浅感觉对称存在，四肢肌力 V 级，共济稳准，腱反射对称引出，病理征未引出，颈无抵抗。

辅助检查

1. 院前检查　头颅 CT：左侧内囊后肢可疑腔隙性脑梗死；脑白质慢性缺血性脱髓鞘改变；老年性脑改变，脑动脉硬化。头颅 MRI：左侧额叶缺血灶，老年性脑改变。

2. 入院检查

（1）入院次日查血常规。白细胞 19.66×10^9/L，中性粒细胞 75.3%，淋巴细胞 9.8%，血红蛋白 135g/L，血小板 416×10^9/L。白细胞手工分类：中性粒细胞 82%，淋巴细胞 5%，余正常范围。尿、便常规、甲功未见异常。HIV、梅毒抗体（－）。凝血四项：血浆纤维蛋白原 405.5mg/dL，余正常范围。D-Dimer：0.71mg/L。血生化：LDL-C3.52mmol/L；余大致正常。血沉 29mm/h。C 反应蛋白（CRP）11.47mg/L。同型半胱氨酸 17μmol/L。糖化血红蛋白 6.6%，监测血糖升高。肿瘤标记物：CA19-9 48.98U/mL，CA125 168.27U/mL。

胸片：右肺门旁肿块影，建议进一步检查；左侧胸膜局限性肥厚。心脏彩超示左心室轻度肥厚。

（2）入院第4~5天查头颅MRI。延髓右部腔隙性梗死（新鲜），见图10-1。头颅MRA：椎基底动脉系统闭塞。颈部CTA：左侧颈内动脉起始部重度狭窄；颈动脉管段重度狭窄可能性大；右侧椎动脉枢椎段至颅内段重度狭窄或闭塞。左侧椎动脉颅内段未显示。肺部高分辨CT：右下肺背段占位，考虑为恶性。纵隔内及右肺门多发增大淋巴结，考虑转移（图10-2）。

（3）入院第12天查DSA。脑动脉硬化。左侧颈总动脉末段及颈内动脉起始段溃疡性狭窄>75%，建议行脑保护下颈动脉支架置入术；右侧颈总动脉末段、颈内动脉起始段溃疡性动脉硬化斑块及钙化斑块形成，局部造影剂滞留，必要时行脑保护下颈动脉支架置入术；双侧颈内动脉C_2~C_4段多发溃疡性动脉硬化斑块及钙化斑块形成，管壁粗糙，凹凸不平；右侧椎动脉V_3~V_4段多发不规则充盈缺损，局部血流缓慢，考虑血栓形成，有必要行支架置入术；左侧椎动脉直接发自主动脉弓，纤细，未参与颅内供血。基底动脉粗细不均（图10-3）。

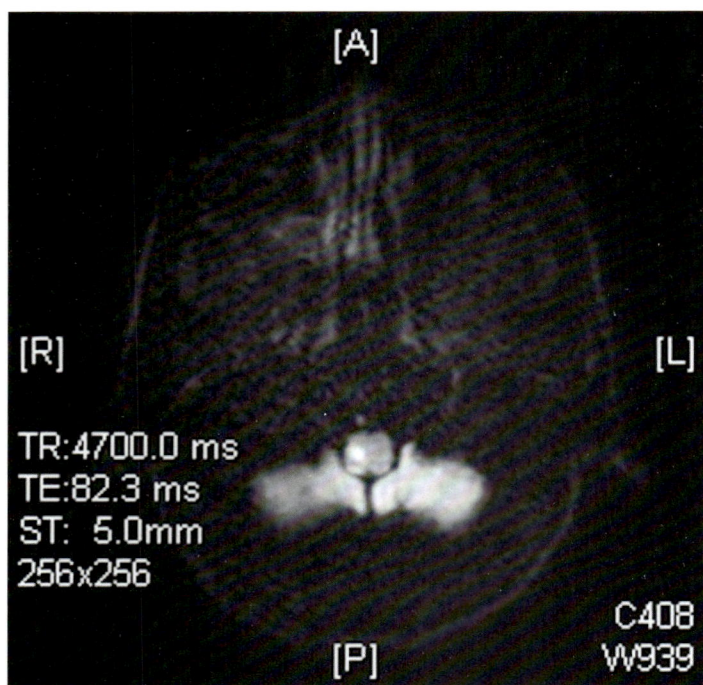

图10-1　头颅MRI：延髓右部腔隙性梗死（新鲜）

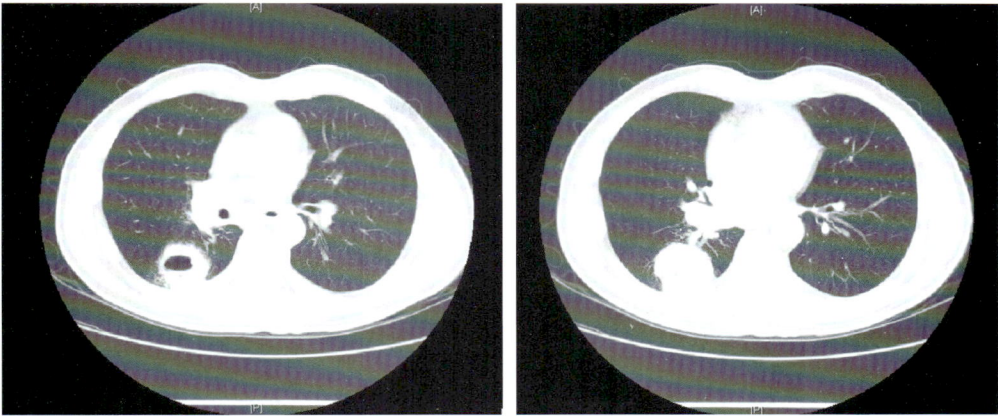

图 10-2 肺部高分辨率 CT：右下肺背段占位，考虑恶性病变

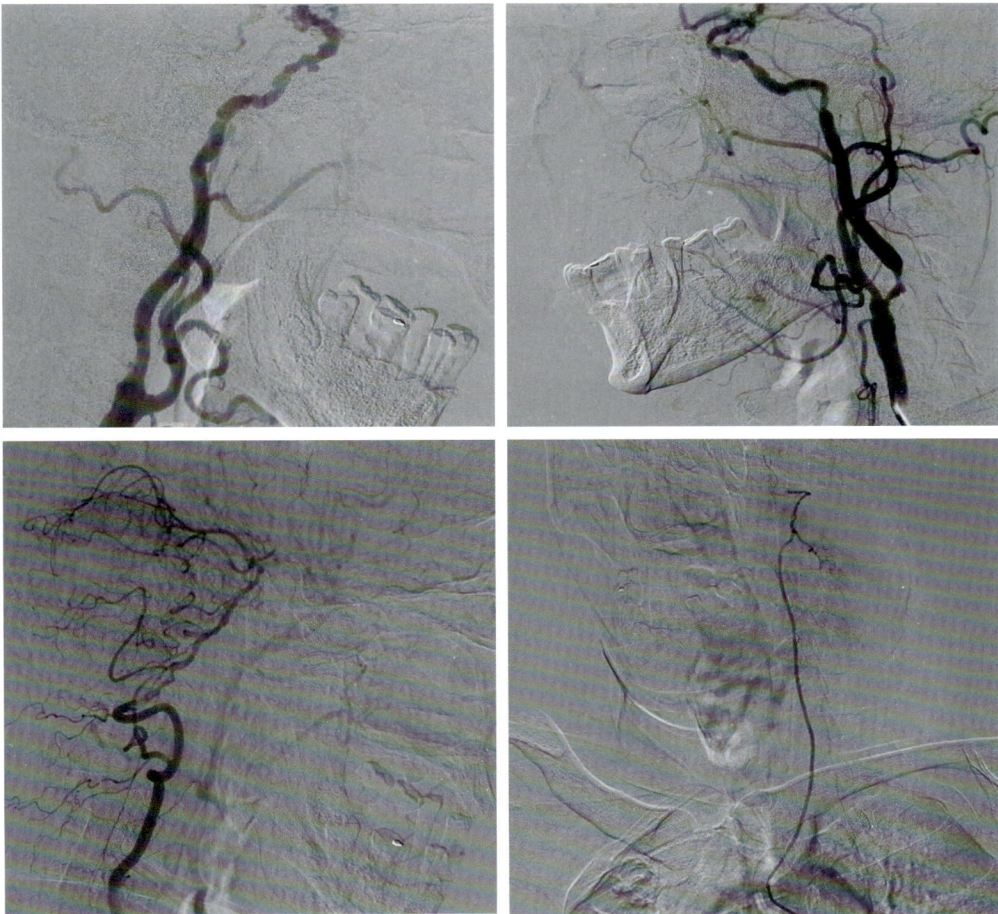

图 10-3 DSA 示：脑动脉硬化（右侧颈内动脉；左侧颈内动脉；右侧椎动脉；左侧椎动脉）

治疗经过

患者入院时考虑诊断为 TIA，ABCD2 评分 3 分，给予阿司匹林 100mg，每天 1 次；瑞舒伐他汀 20mg，睡前 1 次；敏使朗 6mg 口服，每天 2 次。入院后第 3 天患者出现头晕加重，伴步态不稳及阵发性口角歪斜、左侧肢体麻木无力发作，持续约 5 分钟，每天发作 1~2 次。查体：双眼水平眼震，余同前。NHISS 评分 0 分。复查头颅 MRI 可见延髓右部新发腔隙性梗死；与此同时，患者出现痰中带血，完善肺部高分辨率 CT 并请呼吸科、胸外科会诊：考虑恶性肿瘤，如痰中带血加重，可予以云南白药对症治疗。血液科会诊：考虑白细胞、血小板增多与肺部恶性肿瘤有关。先后将治疗调整为阿司匹林 100mg 联合氯吡格雷 75mg，每天 1 次，瑞舒伐他汀 20mg，每晚 1 次，丁苯酞 0.2g，每天 2 次，敏使朗 12mg，每天 2 次；叶酸 5mg，每天 1 次；维生素 B_6 10mg 口服，每天 2 次；维生素 B_1、甲钴胺肌内注射；尤瑞克林 0.15PNAU 静脉滴注，每天 1 次。

最终诊断

1. 急性脑梗死。TOAST 分型：大动脉粥样硬化型；OCSP 分型：后循环梗死（POCI）

2. 头颈部多发性血管狭窄

3. 肺部恶性肿瘤

4. 高血压病 3 级，极高危组

5. 2 型糖尿病

6. 高脂血症

7. 高同型半胱氨酸血症

第二节 神经内科专科意见

本病例为典型的大动脉粥样硬化性急性脑梗死，但有几个特殊之处。首先，该患者病情进展迅速，由开始的短暂性脑缺血发作迅速进展为后循环梗死；其次，该患者合并肺部恶性肿瘤，并且出现了痰中带血症状，这使得缺血性脑血管病的用药选择变得十分棘手；另外，该患者的白细胞计数显著升高，它与肺部恶性肿瘤、进展性卒中之间的关系值得探讨。

该患者入院之初，诊断为短暂性脑缺血发作，ABCD2评分（TIA早期卒中风险预测工具）并不高，根据指南，给予阿司匹林100mg抗血小板聚集，并启动强化他汀降脂治疗[1]。随后患者出现了病情进展，NIHSS评分<4分，属于轻型卒中，尽管患者合并肺部恶性肿瘤，存在痰中带血，但考虑患者为后循环梗死，随时可能进展危及生命，还是根据CHANCE研究[2]，在密切观察出血情况的基础上给予阿司匹林联合氯吡格雷抗血小板聚集治疗。幸运的是出血并未加重，患者最终脑血管病情稳定出院。

研究显示，白细胞增多可出现在1.4%~2%的肺癌患者，它提示预后差，平均生存期不足半年，可能的原因包括：肿瘤自分泌的造血因子刺激白细胞增多；肺癌骨髓转移刺激白细胞增多；应激反应刺激白细胞增多；巨噬细胞刺激集落刺激因子（CSF）的产生造成白细胞增多；肺不张、化脓或坏死可以引起支气管肺癌出现类白血病反应[3-4]。而炎症反应在早期动脉粥样硬化斑块形成以及从稳定性斑块向不稳定性斑块的转变中具有十分重要的作用；贯穿于斑块的形成、发展和破裂的全过程。有研究显示，白细胞计数与颈动脉斑块存在相关性[5]，白细胞增多的脑梗死患者的死亡率更高[6]。故白细胞增多也有可能是该患者的动脉病情加重、病情进展迅速的原因之一。故肺部恶性肿瘤、白细胞增多以及脑梗死之间可能存在一定关联。

近年来，随着脑血管病患病率的不断上升，该病的诊治越来越受到重视，在临床工作中，应掌握最新的医学进展情况，根据每位患者的具体情况个性化施治。

参考文献

[1] 中华医学会神经病学分会，中华医学会神经病学分会脑血管病学组.中国缺血性脑卒中和短暂性脑缺血发作二级预防指南 2014.中华神经科杂志，2015,48: 258-273.

[2] Wang Y, Wang Y, Zhao X, et al. Clopidogrel with Aspirin in Acute minor Stroke or Transient Ischemic Attack. *New Engl J Med*, 2013, 369: 11-19.

[3] 李明焕，张品良，孔莉，等.肺癌伴白细胞增多症四例报告.中国肺癌杂志，2005, 8: 159.

[4] 梁颖莹，廖永德，梁宾勇，等.肺癌伴白细胞增多的诊断、机制及预后（附4例病例报告）.临床肺科杂志，2011, 16: 74-75.

[5] 郝志华，李岩，魏海燕，等.白细胞及分类计数与颈动脉斑块的相关性.山东医药，2012, 52: 86-88.

[6] 刘雁，吴洪巧.外周血白细胞增多与急性脑梗死死亡患者的相关性分析.当代医学，2012，18: 15-16.

第十一章

基底动脉夹层致急性缺血性卒中

第一节 临床资料

病史摘要

患者男性，61岁。主诉：突发头痛伴头晕呕吐、言语不清、呛咳6天。

患者6天前凌晨3点钟（2016年6月10日）睡眠中突然出现剧烈头痛，位于后枕部，头痛性质较剧烈，为搏动性跳痛，伴头晕、恶心，不伴视物旋转、耳鸣，不伴眼球疼痛、视物模糊、视物成双。之后患者呕吐3次，呕吐物为咖啡色胃内容物，家人发现患者有短暂的意识丧失，持续约10~20分钟，有尿失禁一次。急呼叫120前往当地医院救治，1小时后到急诊测患者血压升高至200/120mmHg，同时发现患者语言含糊、不清晰，急诊查头颅CT示右侧基底节区腔隙性脑梗死，指尖血糖6.4mmol/L，给予输注醒脑静治疗，患者病情无缓解。当天早上6点出现饮水呛咳，不伴肢体无力、麻木、四肢抽搐，为求进一步诊治转往我院急诊。急诊考虑为急性脑梗死，应激性溃疡。查头颅MRI示脑桥新发梗死，右侧基底节区腔隙性脑梗死，予以氯吡格雷抗血小板聚集、阿托伐他汀稳定斑块、依达拉奉清除脑自由基、血栓通改善循环、法莫替丁保护胃黏膜等治疗，经治疗 6 天后患者的头痛症状有所缓解，仍感头晕伴言语不清、饮水呛咳，为进一步诊治收入病房。

患者既往有高血压病 20 年，血压最高 210/130mmHg，规律服药（具体不详）控制血压在 150/90mmHg 左右。3 年前曾有脑梗死病史，梗死部位为左侧基底节区、左侧侧脑室旁，遗留轻微言语不利，病后长期服用阿司匹林、阿托伐他汀、氯吡格雷治疗。尘肺 1 期病史 6 年，脱屑性皮炎病史 4 个月。否认糖尿病、高脂血症、冠心病、房颤病史，否认消化道溃疡病史，否认手术外伤史，磺胺类过敏，鱼虾、羊肉过敏。吸烟史 40 年，每天 10 支，否认饮酒史。父母、弟弟均患脑梗死，妹妹患高血压。

体格检查

T：36.2℃；P：72 次 / 分；R：20 次 / 分；BP：左侧 140/85mmHg，右侧 150/90mmHg。发育正常，营养中等，自主体位，神志清楚，查体合作；全身浅表淋巴结未见肿大，头颅无畸形；无眼睑水肿、口唇发绀；颈软，气管居中，甲状腺未见肿大，双肺呼吸音稍低，未闻及干湿性啰音，心律齐，心率 72 次 / 分，各瓣膜区未闻及心脏杂音及额外心音；腹平软，无压痛及反跳痛，肝脾肋下未及。脊柱四肢无畸形，颈不短，双下肢未见水肿。

神经专科检查

患者神志清楚，构音障碍，高级皮层功能未见异常，双侧眼球各向活动充分、灵活，未见眼震及复视。双侧额纹、鼻唇沟对称等深，示齿口角不歪，双侧软腭上抬对称无力。悬雍垂居中，咽反射存在，伸舌居中。四肢肌力、肌张力未见异常；双侧深浅感觉无减退，腱反射对称引出，右侧掌颏反射阳性，余病理征（－）。右侧指鼻试验欠稳准，右手轮替动作笨拙，右侧跟膝胫试验欠稳准，Romberg 睁闭眼均不稳。颈软，脑膜刺激征（－）。NIHSS 评分 3 分（构音障碍 1 分，共济失调 2 分）。洼田饮水试验 3 级。

辅助检查

头颅 CT（外院）：右侧基底节区脑梗死，脑白质变性。头颅 MRI（本院）：脑桥新发梗死，右侧基底节区腔隙性脑梗死，脑白质变性，鼻旁窦炎（图 11-1）。

入院后检查：血常规、生化、风湿三项＋免疫五项、血沉、肿瘤筛查、甲状腺功能、ANA 谱、ANCA 正常。抗 β-2 糖蛋白 1 抗体、抗心磷脂抗体正常。感染筛查示乙肝表面抗原阳性，同型半胱氨酸 15.7μmol/L。心电图：T 波改变。胸片：双肺纹理重。腹部超声：脂肪肝（轻度）。颈动脉超声：双侧颈动脉内中膜不均匀增厚，右侧椎动脉全程细（生理性），右侧锁骨下动脉斑块。经颅

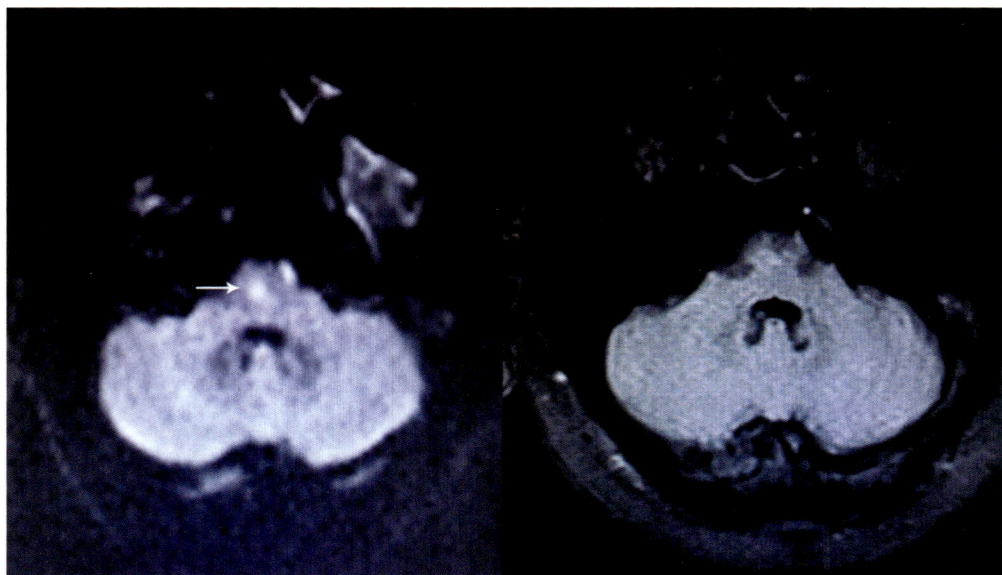

图 11-1 头颅 MRI：脑桥新发梗死，右侧基底节区腔隙性脑梗死，脑白质变性，副鼻窦炎

多普勒（TCCD）：右侧椎动脉血流速度减低。头颈CTA：脑动脉硬化改变，基底动脉重度狭窄，右侧大脑后动脉全程纤细、显影淡，右侧椎动脉终末段血管较细（图11-2）。

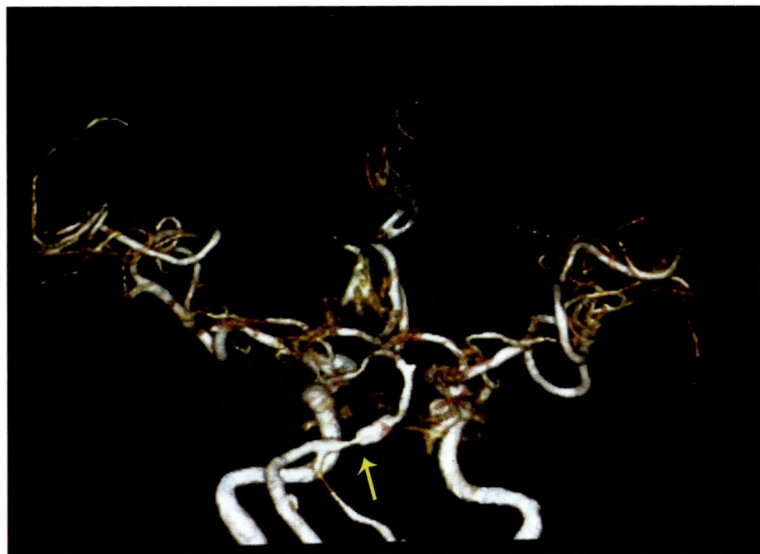

图11-2　头颈CTA：脑动脉硬化改变，基底动脉重度狭窄，右侧大脑后动脉全程纤细、显影淡，右侧椎动脉终末段血管较细

治疗经过

患者入院后给予氯吡格雷抗血小板，阿托伐他汀降脂稳定斑块，氨氯地平控制血压，血栓通改善循环，尤瑞克林改善侧支循环，依达拉奉清除脑自由基治疗。患者饮水呛咳、言语不利症状有所缓解，仍有轻微的头痛、头晕，活动后明显。入院后第7天（2016年6月23日）行全脑血管造影术，结果显示基底动脉近端重度狭窄，基底动脉远端呈瘤样扩张，考虑基底动脉远端夹层可能（图11-3）。进一步查基底动脉高分辨率核磁成像示"基底动脉可见壁内血肿影"（图11-4）。考虑基底动脉夹层诊断，向患者及家属充分告知病情，包括基底动脉夹层存在破裂出血、夹层内血栓继发血栓事件等风险。治疗方面给予阿司匹林、

氯吡格雷联合抗血小板，阿托伐他汀、普罗布考稳定斑块，氨氯地平控制血压治疗。于 2016 年 6 月 24 日出院，嘱继续服用阿司匹林及氯吡格雷双重抗血小板治疗 3 个月，定期随访复诊。

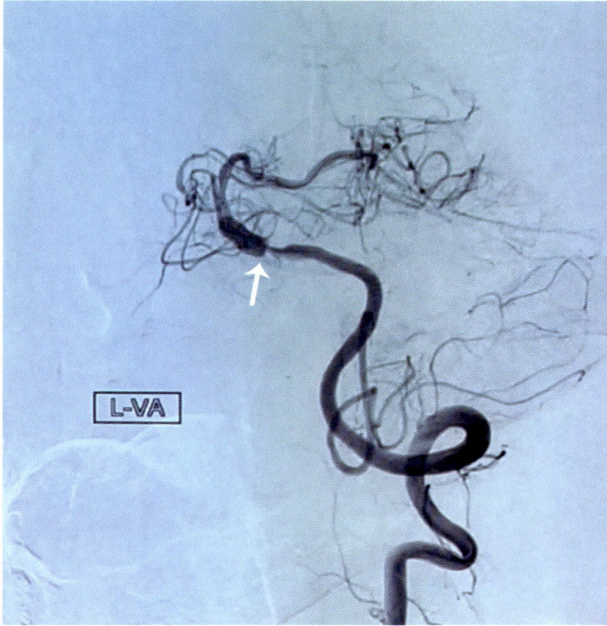

图 11-3　基底动脉近端重度狭窄，基底动脉远端呈瘤样扩张，考虑基底动脉远端夹层可能

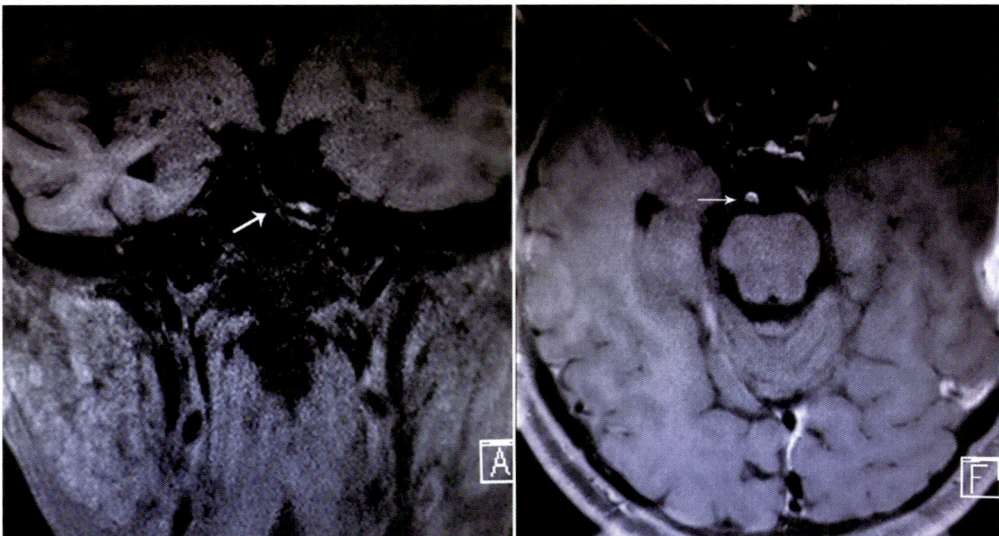

图 11-4　基底动脉高分辨率核磁成像示基底动脉可见壁内血肿影

最终诊断

1. 急性脑梗死（脑桥）
2. 基底动脉夹层
3. 高血压病 3 级，极高危
4. 脑动脉硬化
5. 应激性溃疡
6. 脂肪肝

第二节 神经内科专科意见

　　本例患者被诊断为急性脑梗死，病因最终考虑为基底动脉夹层。动脉夹层是由于动脉内膜破损，血流从血管内皮破裂处流入血管内膜 – 中层之间或中层 – 外膜之间导致的血管性病变。动脉夹层的病因包括特发性和外伤性。先天性或获得性的动脉中膜、弹力层内的结缔组织成分异常、动脉管壁水肿都会促进夹层形成。本例患者无相关外伤病史，家族中多人患卒中，不能除外先天性血管壁异常可能。国外资料显示基底动脉夹层的发病率为 0.25/100 000，可表现为蛛网膜下腔出血及后循环缺血。基底动脉的主要临床表现为头痛和颈痛（71%）和（或）局灶神经功能缺损症状（64%）。本例患者以后枕部疼痛起病，后续出现后循环供血区的局灶性神经功能缺损表现。基底动脉夹层的诊断主要依赖影像学技术。DSA 是诊断基底动脉夹层动脉瘤的可靠方法，可显示直接征象（双腔征、双向血流等），也可显示间接征象（串珠状、线样征等）。DSA 不能直观地显示动脉壁情况，缺乏对动脉瘤腔内成分的评估。高分辨率核磁成像技术能够对血管壁病变的形态和成分进行评估，目前主要应用于动脉粥样硬化斑块分析、血管炎、动脉瘤等领域。本例患者在高分辨率核磁成像中显示了内膜瓣、双腔和壁内血肿，支持基底动脉夹层的诊断。

基底动脉夹层的治疗尚缺乏前瞻性随机对照研究。对于表现为后循环缺血的患者，若血管造影未见明显夹层动脉瘤可行保守治疗。保守治疗的目的为预防卒中再发，可应用抗血小板或抗凝治疗3~6个月，并控制血压，防止血压急骤变化或血压过高引起夹层动脉瘤破裂出血。近年来关于颈部动脉夹层药物治疗的荟萃分析结果显示，抗凝治疗并不优于抗血小板聚集治疗。在恰当的抗凝或抗血小板治疗中仍有反复卒中发作的患者，可考虑血管内介入治疗。而对于表现为蛛网膜下腔出血的基底动脉瘤患者，保守治疗死亡率极高，早期再出血风险高，应尽早手术治疗。本例患者表现为后循环缺血，我们首选了抗血小板聚集治疗，并密切观察其临床及影像学表现。

总之，对于中青年突发的头颈部疼痛伴或不伴后循环缺血要高度警惕，想到基底动脉夹层的可能，应行进一步检查明确。如果及时诊断，积极治疗，可有效改善患者的预后[1-4]。

参考文献

[1] Jiang C, et al. Endovascular treatment for the basilar artery dissection. *Cardiovasc Intervent Radiol*, 2014, 37（3）：646-656.

[2] Menon R, et al.Treatment of cervical artery dissection: a systematic review and meta-analysis. *J Neurol Neurosurg Psychiatry*, 2008, 79（10）:1122-1127.

[3] Obusez EC, Jones SE, Hui F. Vessel wall MRI for suspected isolated basilar artery dissection. *J Clin Neurosci*, 2016, 27: 177-179.

[4] Ruecker M, et al. Basilar artery dissection: series of 12 consecutive cases and review of the literature. *Cerebrovasc Dis*, 2010, 30（3）:267-276.

第十二章

颈内动脉闭塞致急性缺血性卒中

第一节 临床资料

病史摘要

患者，男性，52岁。主诉：突发左侧肢体无力伴言语不能17小时。

患者于2016年1月17日17：00在打麻将时突然出现左侧肢体无力，表现为左侧肢体完全不能活动，伴有言语障碍，无法说话且不能听懂他人言语，伴口角歪斜，无头晕、恶心、呕吐等，急至昌平区人民医院就诊。查头颅CT未见出血，于2016年1月17日20：00给予阿替普酶溶栓治疗，症状基本缓解，但治疗1小时后，症状再次加重，现为求进一步诊治，急诊以"急性脑血管病"收入院。患者自发病以来神智正常，食欲正常，睡眠正常，大小便正常，体重无改变。

既往有高血压病史2年，最高血压160~170/90~100mmHg，服药情况不详，血压控制于120~130/70~80mmHg。2型糖尿病史3个月，用药情况不详。2015

年 10 月因左侧肢体麻木在当地医院诊断为急性脑梗死，治疗后未遗留后遗症史。否认房颤病史。否认外周血管病史。否认外伤手术史。否认药物过敏史。否认食物过敏史。预防接种史不详。无输血史。患者为左利手。否认肝炎、结核、重症急性呼吸综合征（SARS）、禽流感史及密切接触史。

原籍出生，无外地久居史，无血吸虫病疫接触史。无地方病或传染病流行区居住史。无毒物、粉尘及放射性物质接触史。生活较规律。有吸烟史，吸烟 30 年，每天吸烟约 20~40 支，无饮酒史。婚姻情况：结婚 25 年，配偶及子女体健。无冶游史。无脑血管病家族史。无心血管病家族史。父亲已去世，母亲已去世，兄弟姐妹体健，否认家族其他遗传病史及类似疾病史、肿瘤病史。

体格检查

T：37℃；P：70 次 / 分；R：20 次 / 分；BP：左上肢 130/80mmHg，右上肢 140/90mmHg。发育正常，营养良好，身高 168cm，体重 70kg。嗜睡，自主体位，面容无异常，查体欠合作。浅表淋巴结未触及肿大。头颅大小正常无畸形。无眼睑水肿。口唇无发绀。颈软，气管居中，甲状腺无肿大。胸廓对称，心率 70 次 / 分，心律齐，心音正常，各瓣膜听诊区未闻及病理性杂音，双侧肺未闻及干湿性啰音。腹部平坦，腹软，无压痛，肝脾肋下未触及。脊柱正常生理弯曲，双下肢无浮肿。

神经专科检查

患者嗜睡，完全性失语，查体不合作。双侧瞳孔等大等圆，直径 3mm，对光反射灵敏，双眼球向右侧凝视，左侧鼻唇沟浅，伸舌示齿不合作。颈软，左侧肢体肌张力低，左侧肢体肌力 0 级，左下肢 Babinski 征（＋），右侧肢体肌张力正常。右侧肢体可见活动，肌力 IV~V 肌。深浅感觉检查不合作。左上肢肱二头肌反射、肱三头肌反射、桡骨膜反射活跃，左下肢膝反射、踝反射活跃。左侧腹壁反射减退。共济运动检查不合作。左侧霍夫曼（Hoffmann）征、罗索利莫（Babinski）征、Rossolimo 征、Pussep 征（＋），脑膜刺激征（－）。NIHSS 评分 22 分。洼田饮水试验：2 级。

辅助检查

1. **头颅 CT**　2016 年 1 月 17 日在昌平区医院查头颅 CT 示右侧侧脑室旁梗死灶。

2. **辅助检查**　2016 年 1 月 17 日在宣武医院入院后做辅助检查。血尿便常规、血凝常规、D- 二聚体大致正常。球蛋白 18.83g/L ↓，葡萄糖 7.63mmol/L ↑，总胆固醇 2.35mmol/L ↓，高密度脂蛋白 0.92mmol/L ↓，低密度脂蛋白 1.19mmol/L ↓，载脂蛋白 -A Ⅰ 0.92g/L ↓，载脂蛋白 -B 0.50g/L ↓，同型半胱氨酸 12.1μmol /L。全血黏度 1.0（1/S）：17.47mPa.s ↓；全血黏度 5.0（1/S）：7.89mPa.s ↓；全血黏度 50（1/S）：4.20mPa.s ↓；全血黏度 200（1/S）：3.51mPa.s ↓。糖化血红蛋白 7.2% ↑，肿瘤相关抗原 72-4 39.37U/L ↑。

3. **头颅 MRI**　2016 年 1 月 20 日宣武医院查头颅 MRI 平扫 +DWI。右侧额颞顶岛叶及基底节区新发梗死灶，伴少量渗血，脑内多发陈旧腔隙性梗死灶，右侧颈内动脉颅内段及大脑中动脉血流信号异常，脑白质变性（图 12-1）。

4. **颈动脉超声**　2016 年 1 月 18 日在宣武医院颈动脉超声检查。双侧颈动脉内膜不均增厚伴斑块（多发），右侧颈内动脉远段病变，左侧锁骨下动脉狭窄（<50%）。

5. **TCCD**　2016 年 1 月 18 日宣武医院查 TCCD 示右侧颈内动脉闭塞性病变（发出眼动脉以远，前交通支开放）。

6. **CT 灌注**　2016 年 1 月 19 日宣武医院查 CT 灌注。右侧额颞顶岛叶及基底节区脑梗死，右侧额顶叶脑血流灌注减低，右侧大脑中动脉供血区灌注延迟改变（图 12-2）。

7. CT 灌注 2016 年 1 月 27 日宣武医院查 CT 灌注。右侧额颞顶岛叶及基底节区脑梗死，右侧额顶叶脑血流灌注稍延迟（图 12-3）。病灶侧脑血容量（CBV）、脑血流量（CBF）较前增加，平均通过时间（MTT）、峰值时间（TTP）较前下降（图 12-3）。

8. 头颅 + 颈 CTA 2016 年 1 月 26 日宣武医院查头颅 + 颈 CTA：双侧颈总动脉及颈内动脉管壁多发不规则增厚，管腔多发轻度狭窄，颅内段管腔粗细不均，双侧颈内动脉末端中度狭窄；双侧椎动脉起源正常，颅内段管腔粗细不均；右侧大脑中动脉 M1 段中度狭窄，右侧大脑前动脉 A1 段管腔可见重度狭窄，基

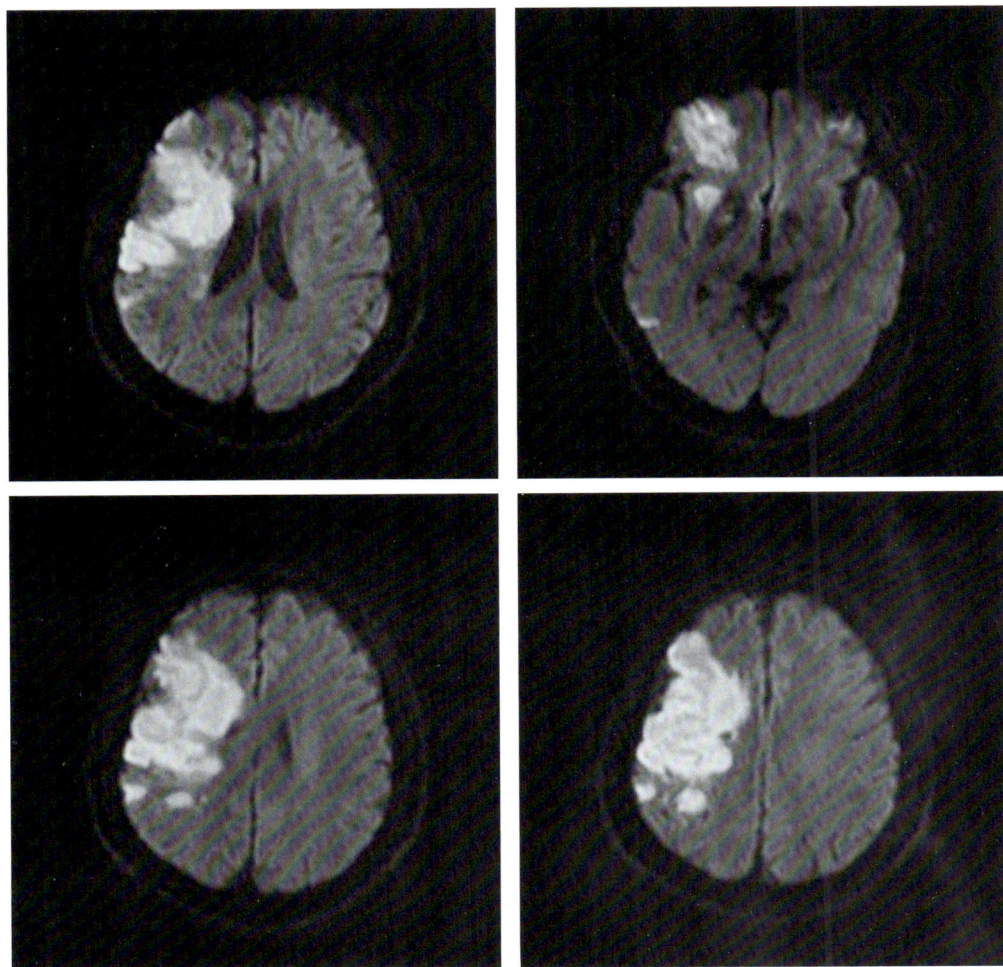

图 12-1 头颅 MRI：右侧额颞顶岛叶及基底节区新发梗死灶，伴少量渗血；脑内多发陈旧腔隙性梗死灶，右侧颈内动脉颅内段及大脑中动脉血流信号异常；脑白质变性

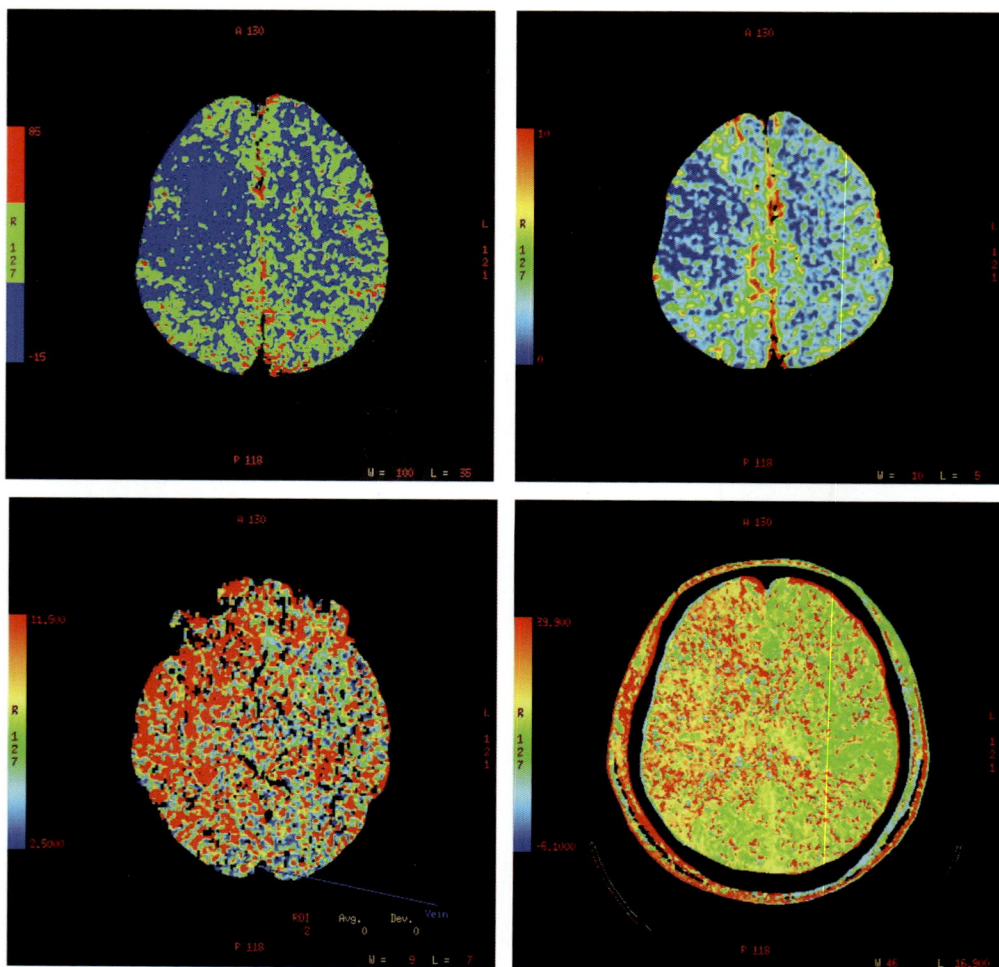

图 12-2 2016 年 1 月 19 日 CT 灌注：右侧额颞顶岛叶及基底节区脑梗死，右侧额顶叶脑血流灌注减低，右侧大脑中动脉供血区灌注延迟改变

底动脉，双侧大脑前后动脉，左侧大脑前、中动脉走行僵直，管腔粗细不均（图 12-4）。

9. MRS 2016 年 1 月 19 日宣武医院查 MRS 示：右侧侧脑室旁病灶 NAA、CHo 和 Cr 峰峰高分别为 0.42、0.85 和 0.86，同层面左侧正常脑组织 NAA、CHo 和 Cr 峰峰高分别为 1.22、0.90 和 0.84（图 12-5）。

10. MRS 2016 年 1 月 26 日宣武医院查 MRS 示：右侧侧脑室旁病灶 NAA、CHo 和 Cr 峰峰高分别为 0.33、0.64 和 0.47；同层面左侧正常脑组织 NAA、CHo 和 Cr 峰峰高分别为 1.33、0.94 和 0.81（图 12-6）。

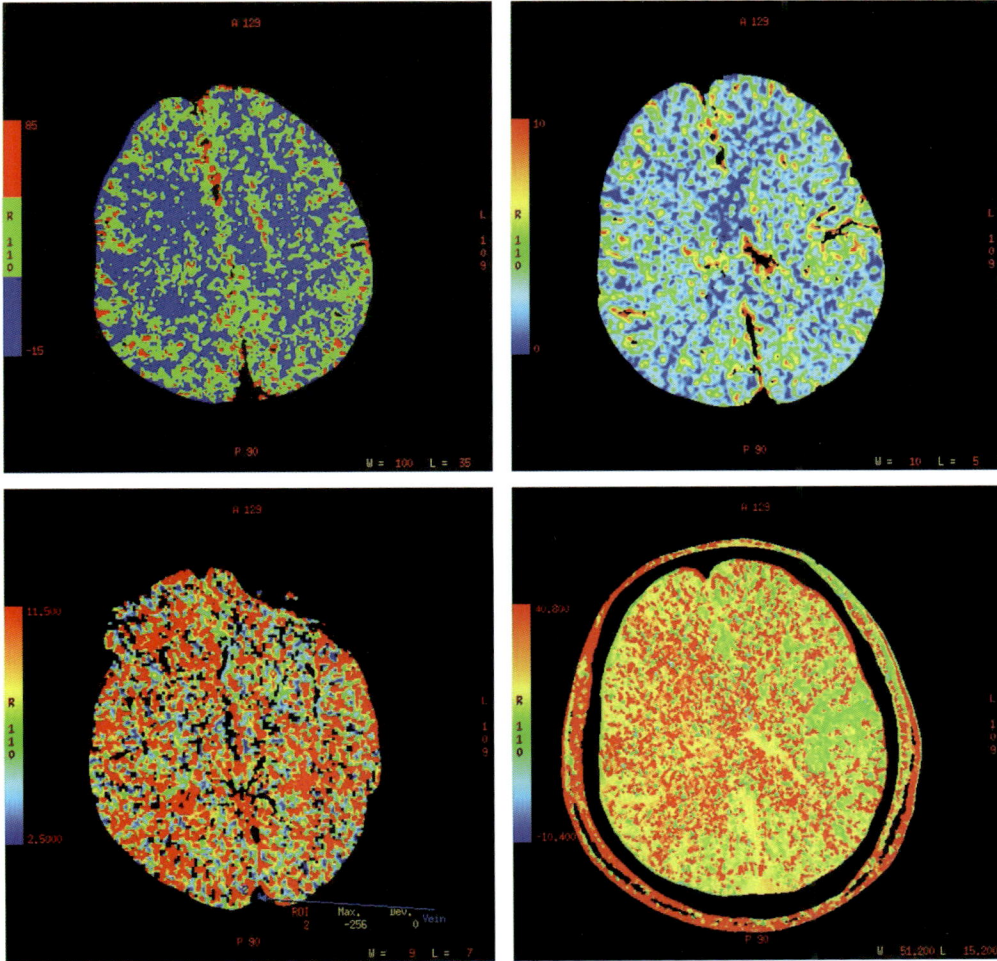

图 12-3　2016 年 1 月 27 日 CT 灌注：右侧额颞顶岛叶及基底节区脑梗死，右侧额顶叶脑血流灌注稍延迟。病灶侧脑血容量（CBV）、脑血流量（CBF）较前增加，平均通过时间（MTT）、峰值时间（TTP）较前下降

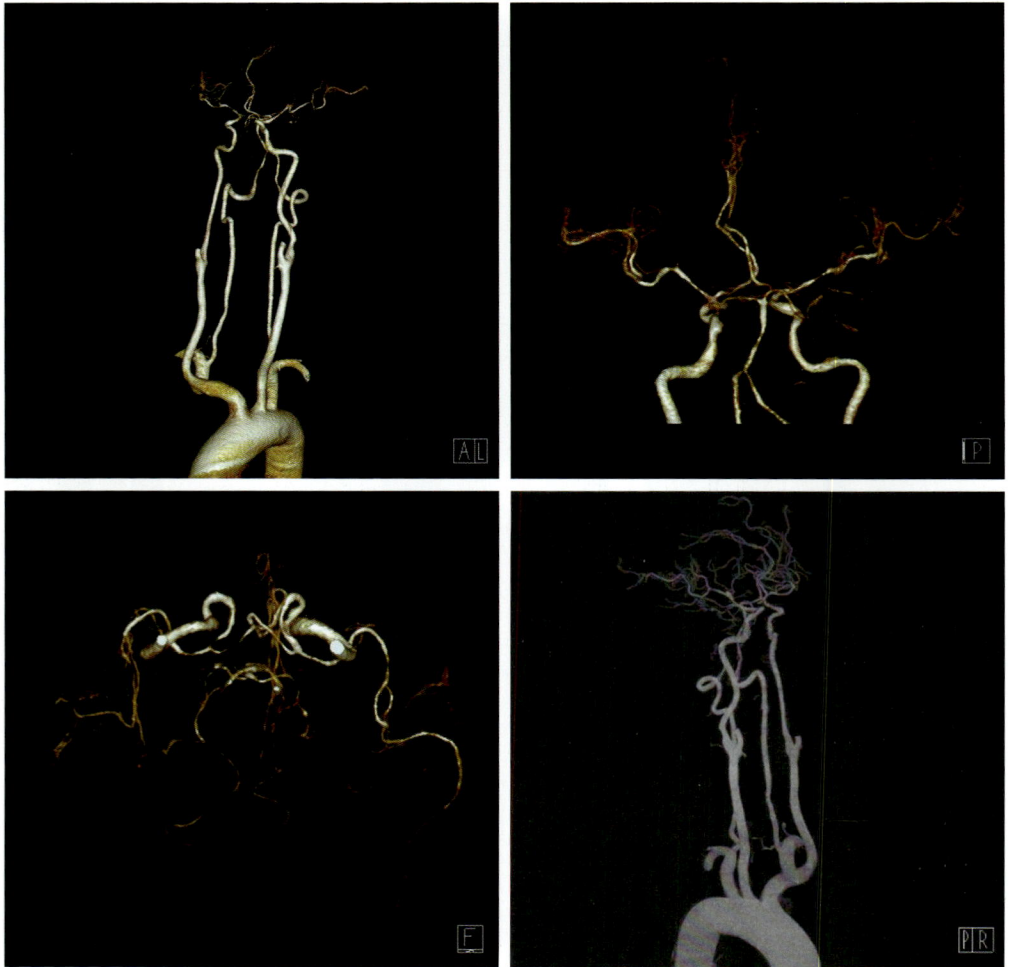

图 12-4 CTA：双侧颈总动脉及颈内动脉管壁多发不规则增厚，管腔多发轻度狭窄，颅内段管腔粗细不均，双侧颈内动脉末端中度狭窄。双侧椎动脉起源正常，颅内段管腔粗细不均。右侧大脑中动脉 M1 段中度狭窄，右侧大脑前动脉 A1 段管腔可见重度狭窄，基底动脉、双侧大脑前后动脉、左侧大脑前、中动脉走行僵直，管腔粗细不均

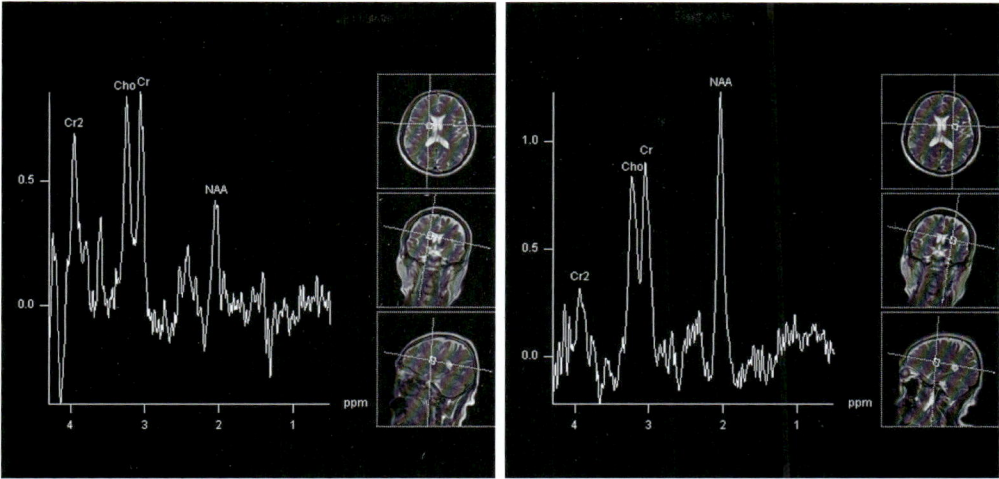

图 12-5　2016 年 1 月 19 日 MRS：右侧侧脑室旁病灶 NAA、CHo 和 Cr 峰峰高分别为 0.42、0.85 和 0.86；同层面左侧正常脑组织 NAA、CHo 和 Cr 峰峰高分别为 1.22、0.90 和 0.84

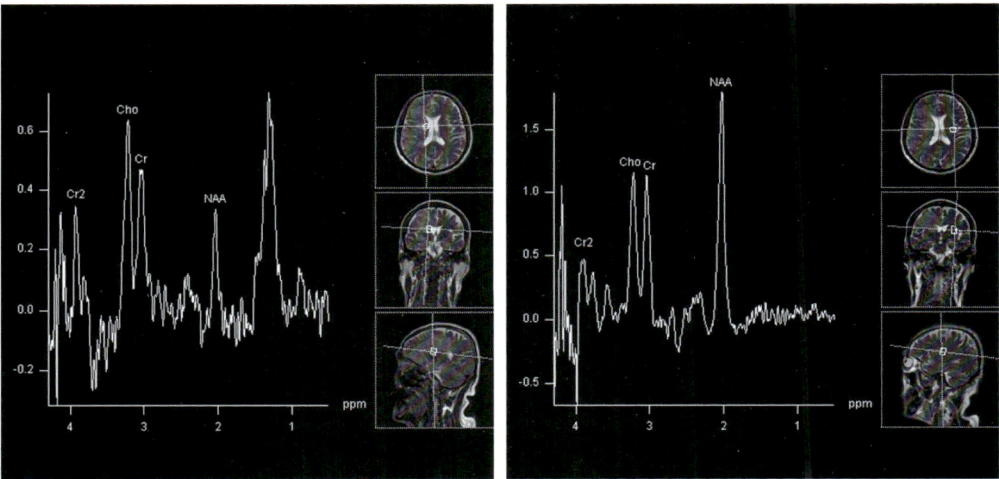

图 12-6　2016 年 1 月 26 日 MRS：右侧侧脑室旁病灶 NAA、CHo 和 Cr 峰峰高分别为 0.33、0.64 和 0.47；同层面左侧正常脑组织 NAA、CHo 和 Cr 峰峰高分别为 1.33、0.94 和 0.81

治疗经过

　　患者入院后完善各项相关检查，包括三大常规、生化全项、凝血四项、糖化血红蛋白、肿瘤全项、血同型半胱氨酸、乙肝五项、抗心磷脂抗体、蛋白 S 和蛋白 C、血液流变学、心电图等查找卒中的危险因素。查 TCCD、颈部血管超声、头颈 CTA、CTP 等血管检查，评估脑梗死的责任血管和颅内外血管病变情况，以及侧支循环代偿情况。行头部 MRI+DWI+MRS 明确颅内病灶情况。给予患者阿托伐他汀钙片口服降脂稳定斑块，氯吡格雷口服抗血小板聚集，神经节苷脂静脉滴注行脑保护治疗，依达拉奉静脉滴注清除氧自由基，尤瑞克林静脉滴注清除氧自由基，血栓通静脉滴注改善微循环治疗。嘱患者增加主动运动，预防下肢深静脉血栓。已向患者进行康复指导，请康复科会诊，给予患肢康复治疗。患者嗜睡，完全性失语，查体不合作。同型半胱氨酸 12.1μmol /L，稍高。头颅 MRI：右侧额颞顶岛叶及基底节区新发梗死灶，伴少量渗血。考虑患者的梗死病灶可见少量渗血，梗死灶面积大，处于急性期，为避免出血量进一步增大，暂停用抗血小板聚集药物。测血压正常低值，给予羟乙基淀粉静脉滴注，改善脑灌注。给予甘露醇、甘油果糖脱水，待患者的一般状况改善后停用。患者的血钾低，口服补钾。头颈部 CTA：动脉硬化改变，右侧颈内动脉末端中度狭窄，脑内动脉多发狭窄。患者目前病情稳定，拟明日出院，嘱起病 10 天后复查头部 CT，如未见出血，可加用抗血小板聚集药物治疗。嘱坚持服药，定期神经内科门诊复诊，继续康复治疗，随访。

最终诊断

1. 急性脑梗死（右侧额、颞、顶、岛、基底节区）；完全性失语；中枢性偏瘫（左侧）

2. 梗死后出血

3. 颈内动脉闭塞（右侧）

4. 颈内动脉狭窄（左侧中度）

5. 大脑中动脉 M1 段狭窄（右侧中度）

6. 大脑前动脉狭窄（右侧重度）

7. 高血压 2 级，极高危

8. 2 型糖尿病

9. 高同型半胱氨酸血症

10. 低钾血症

第二节 神经内科专科意见

该病例的特殊性在于为急性脑梗死溶栓后患者，患者于时间窗内行静脉溶栓治疗后症状加重。入院后患者出现嗜睡，完全性失语，头颅 MRI 提示右侧大脑前动脉供血区及大脑中动脉供血区大面积脑梗死，且梗死区伴渗血，入院后使用氯吡格雷抗血小板 4 天后停用。患者 CTA 检查提示：右侧大脑中动脉 M1 段中度狭窄，右侧大脑前动脉 A1 段管腔可见重度狭窄，说明患者的右侧前循环血管条件差。TCCD 提示：右侧颈内动脉闭塞性病变（发出眼动脉以远、前交通支开放），提示患者的右侧颈内动脉由左侧代偿，但左侧颈内动脉血流方向及各段流速正常。根据患者既往有高血压、糖尿病等卒中危险因素，提示患者此次发病的原因为大动脉粥样硬化导致大血管狭窄，对侧血管无法代偿。CTA 提示右侧颈内动脉末端中度狭窄，提示患者的责任血管为右侧颈内动脉。患者入院后使用尤瑞克林改善侧支循环及改善脑代谢，并于用药前及用药 7 天后行 CT 灌注成像（CTP）及磁共振波谱（MRS）。CTP 在急性缺血性脑血管病中可用于评价脑缺血区损伤是否可逆，F. Dorn[1] 等人的研究显示当病灶侧脑组织的 CBF（脑血流量）低于对侧镜像区脑组织 CBF 的 48%、病灶侧脑组织 CBV 低于对侧镜像区域脑组织 CBV 的 60% 时，可以确定该病灶区域组织为梗死组织。用药前，CT 灌注可见患者右侧脑梗死中心 CBF 低于对侧 53%，右侧脑梗死中心 CBV 较健侧相对应区降低 11%，故考虑此梗死区域可能为不完全梗死区。用药前病灶梗死中心 TTP（对比剂峰值时间）延长是血流速度减慢或侧支循环代偿所致[2]；对比剂的通过时间（MTT）延长反映脑局部微循环灌注不良[3]，用药后复查 CTP，病灶梗死中心 CBF、CBV 与对侧比值较用药前均增加，MTT、TTP 较前缩短，说明梗死区域为可逆性缺血区。磁共振波谱在用药前后显示，用药前，病灶侧 NAA（N－乙酰天门冬氨酸）值较对侧减低，NAA 可被看作是神经元的标志,NAA 信号的减弱多提示神经元的破坏和丢失[4]。NAA 含量随神经元脱失和不可逆性损伤导致 NAA 永久性的降低。在缺血边缘区 NAA 会有所回升。用药后病灶梗死中心 NAA 较前仍降低,但梗死周围区 NAA 明显上升,说明周围区神经元具有恢复神经功能的能力,该区域内神经元缺血损伤为可逆性。CTP 和 MRS 的结果均提示在梗死中心区存在不可逆的损失区,在梗死中心周围或者混杂于中心区内可能存在可逆性缺血区。

该患者的并发症包括高血压 2 级,极高危。但患者发病后血压不高(125/85mmHg 左右),根据美国心脏病学会(AHA)关于急性缺血性卒中治疗指南,认为大多数急性期卒中患者不需要给予抗高血压药物,如果使用降压药物,应首选口服降压药物,对于血压明显升高的患者平均血压 >130mmHg 或收缩压 >220mmHg,建议谨慎给予降压药物。患者由于使用尤瑞克林,该药禁止与血管紧张素转化酶抑制剂(ACEI)联合应用,故诊疗过程中该患者未用任何降压药。患者还合并 2 型糖尿病,关于血糖控制,需防止低血糖的发生,一般情况下,血糖与患者的卒中预后相关。

患者在发病时于溶栓时间窗内就诊,故进行了静脉溶栓治疗,Strbian 等[5]研究显示,缺血性卒中早期溶栓治疗能有效降低致残率和病死率,越早接受该治疗,神经功能恢复越早,预后越好。患者在静脉溶栓 24 小时后复查 CT 无出血,考虑患者的梗死面积较大,有高血压、糖尿病急性脑梗死出血转化等危险因素[6],故给予氯吡格雷抗血小板,后头颅 MR 提示梗死区有少量渗血,梗死灶面积大,处于急性期,为避免出血量进一步增大,暂停用抗血小板聚集药物。患者的 NIHSS 评分为 22 分,较高。有学者发现 NHISS 与溶栓后出血风险呈正相关,NHISS 评分值越高,溶栓后出血风险也较高[7],由于患者只是梗死病灶周围少量渗血,对于临床功能影响不大。对该患者的治疗主要以改善侧支循环、保护神经元为主。对于未来临床工作的经验和启示:对于服用抗血小板药物的患者,可行血栓弹力图检验和评价患者的血小板抑制率是否达标,同时可通过 CTP 来评价患者的脑血流情况,MRS 评价患者的预后。

本组病例的处理较为妥当,但对于患者溶栓后给予氯吡格雷抗血小板治疗稍有疑虑。对于大面积脑梗死患者,必要时可脱水治疗。因患者血压不高,给予羟乙基淀粉扩充血容量非常有必要。

参考文献

[1] Dorn F，Muenzel D，Meier R，et al. Brain perfusion CT for acute stroke using a 256-slice CT: improvement of diagnostic information by large volume coverage. *Eur Radiol*, 2011, 21: 1803-1810.

[2] Koenig M，Klotz E，Luka B，et al. Perfusion CT of the brain: diagnostic approach for early detection of ischemic stroke. *Radiology*, 1998, 209（1）: 85-93.

[3] Grandin CB，Duprez TP，Smith AM，et al. Usefulness of magnetic resonance-derived quantitative measurements of cerebral blood flow and volume in prediction of infarct growth in hyperacute stroke.*Stroke*, 2001, 32（5）: 1147-1153.

[4] 秦克，余聪，郭大静，等．急性脑梗死缺血半暗带演变的磁共振波谱分析．重庆医科大学学报，2008. 33（10）: 1227-1231.

[5] DS, SL，ST. Uhraearly thrumbolysis in acute ischemic stroke is associated with better outcome and lower mortality. *Stroke*, 2010, 4（41）: 712-716.

[6] YK, PJH，YMH.The significance of b100d pressure variability for the development of hemorrhagic transfomation in acute ischemic stroke. *Stroke*, 2010, 11（41）: 2512-2518.

[7] 漆伟男，曾瀛，陈勇．急性脑梗死溶栓后出血风险的预测．医学理论与实践，2016, 29（10）: 1302-1303.

第十三章

硬脊膜动静脉瘘合并急性缺血性卒中

第一节 临床资料

病史摘要

患者，男性，34岁。主诉：突发头晕、呕吐、左侧肢体麻木26小时。

患者入院前26小时（2015年7月12日13：47）突发头晕、视物旋转、恶心、呕吐约10次，为非喷射性，呕吐物为胃内容物及胆汁，伴有站立不稳，走路左偏，左侧肢体麻木。无肢体无力及意识障碍，无耳鸣及听力下降。发病前患者曾空腹进食荔枝后出现腹泻3~4次，为水样便，无腹痛及发热，未进食水，未诊治。19小时前就诊于世纪坛医院，行头颅CT未见明显异常，诊断不详，给予倍他司口服、异丙嗪12.5mg肌内注射、丹红40mL静脉滴注等治疗，症状未缓解，亦未进展。5小时前患者就诊于急救中心，查头颅MRI提示左侧延髓背外侧FLAIR像高信号，考虑为"脑干梗死"，给予银杏达莫治疗，患者症状不缓解，现就诊于我院急诊，为进一步诊治收住院。患者自发病来神志清楚、精神弱，未进食，睡眠尚可，腹泻，小便正常，体重无明显变化。重度脂肪肝，转氨酶升高 2 年，未治疗。

否认高血压病、糖尿病和冠心病史。否认输血史；否认药物、食物过敏史。预防接种史按计划进行。否认手术外伤史。否认肝炎、结核、SARS、禽流感史及密切接触史。原籍出生，无外地久居史，无血吸虫病疫接触史，无地方病或传染病流行区居住史，无毒物、粉尘及放射性物质接触史，生活较规律，无吸烟史，无饮酒史，未婚，无冶游史。父亲患冠心病、心肌梗死、冠脉支架术后，母亲患脑梗死，否认家族遗传病史及类似疾病史。

体格检查

T:37℃；P:64 次 / 分；R:20 次 / 分；BP：120/80mmHg（双侧）。发育正常，营养良好，身高 168cm，体重 100kg，BMI 35.4。神志清晰，自主体位，面容无异常，与医生合作。浅表淋巴结未触及肿大。头颅大小正常无畸形。无眼睑水肿。口唇无发绀。颈软，气管居中，甲状腺无肿大。胸廓对称，心率 64 次 / 分，律齐，心音正常，各瓣膜听诊区未闻及病理性杂音。双肺未闻及干湿性啰音。腹部平坦，腹软，无压痛，肝脾肋下未触及。脊柱正常生理弯曲，双下肢无浮肿。

神经专科检查

肥胖体型，BMI 35.4。神志清楚，高级皮层功能正常。动眼充分，双瞳孔等大等圆对称，左视旋转性眼震、右视水平性眼震。粗侧听力正常，双侧面纹对称，伸舌居中。双侧咽反射灵敏，呃逆。四肢肌力肌张力腱反射正常。左侧指鼻试验及跟膝胫试验不稳准。深浅感觉未见异常。病理征（－）。颈无抵抗，脑膜刺激征（－）。NIHSS 评分 1 分，洼田饮水试验 1 级，MRS 评分 4 分。

辅助检查

1. 血生化　2015 年 7 月 12 日世纪坛医院查血生化。ALT 104U/L；AST 43U/L；CR 71μmol /L；GLU 9.67mmol/L；K⁺ 3.94mmol/L；NA 138mmol/L。

2. 血学规　2015 年 7 月 12 日世纪坛医查血常规：WBC 12.12×10^9/L，NE 89.2%，Hb 155g/L；PLT 225×10^9/L。

3. 头颅 CT　2015 年 7 月 12 日世纪坛医院查头颅 CT 未见明显异常。

4. 头颅 CT　2015 年 7 月 13 日急救中心行头颅 MRI：左侧延髓背外侧 FLAIR 像高信号（图 13-1）。

5. 辅助检查　2015 年 7 月 24 日入宣武医院后行辅助检查：血常规，凝血四项 + 二聚体，抗中性粒细胞胞浆抗体谱，抗心磷脂抗体，抗 ds-DNA 抗体，蛋白 C，蛋白 S，糖化蛋白均回报正常。低密度脂蛋白 3.30mmol/L ↑；γ - 谷氨酰转肽酶 66IU/L ↑；丙氨酸氨基转移酶 69IU/L ↑；同型半胱氨酸 30.6μmol /L ↑；亚甲基四氢叶酸还原酶基因检测：突变型 TT。抗链 "O" 抗体 203.00IU/mL ↑，肿瘤相关抗原 72-4 14.20U/mL ↑，抗核抗体核颗粒 1：100。脑脊液细胞总数

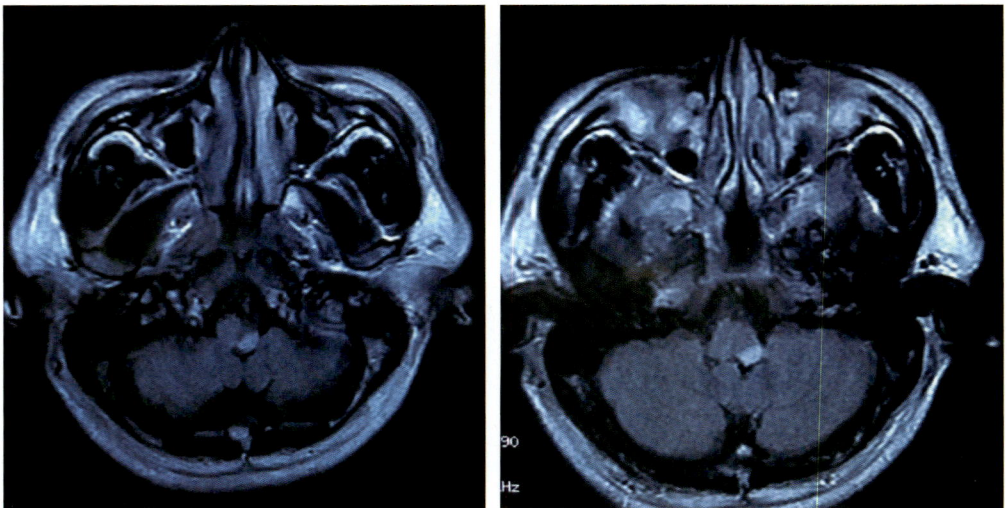

图 13-1　左侧延髓背外侧 FLAIR 像高信号

$12 \times 10^6/L \uparrow$，脑脊液白细胞计数 $12 \times 10^9/L \uparrow$，脑脊液生化无异常。

6. 颈动脉超声　2015 年 7 月 14 日宣武医院做颈动脉超声：右侧椎动脉全程细（生理性）。

7. TCCD　2015 年 7 月 14 日宣武医院查 TCCD：颅内动脉超声未见明显异常。

8. 心脏彩超　2015 年 7 月 14 日宣武医院做心脏彩超：心内结构及血流未见明显异常。射血分数：60。

9. 头颅 + 颈部 CTA　2015 年 7 月 21 日宣武医院头颅 + 颈部 CTA：右侧椎动脉全程较对侧细。颅内段未汇入基底动脉（图 13-2）。

8. 头颅平扫 +DWJ+ 增强　2015 年 7 月 24 日宣武医院头颅平扫 +DWI+ 增强：延髓肿胀，延髓及左侧桥臂异常信号（图 13-3）。

9. 颈椎平扫 + 增强 MR　2015 年 7 月 27 宣武医院行颈椎平扫 + 增强 MR：C5~T1 椎体水平对应椎管内脊髓背侧血管畸形，延髓肿胀，延髓、左侧桥臂及 C1 对应髓内异常信号，请结合临床，颈椎轻度退行性变（图 13-4）。

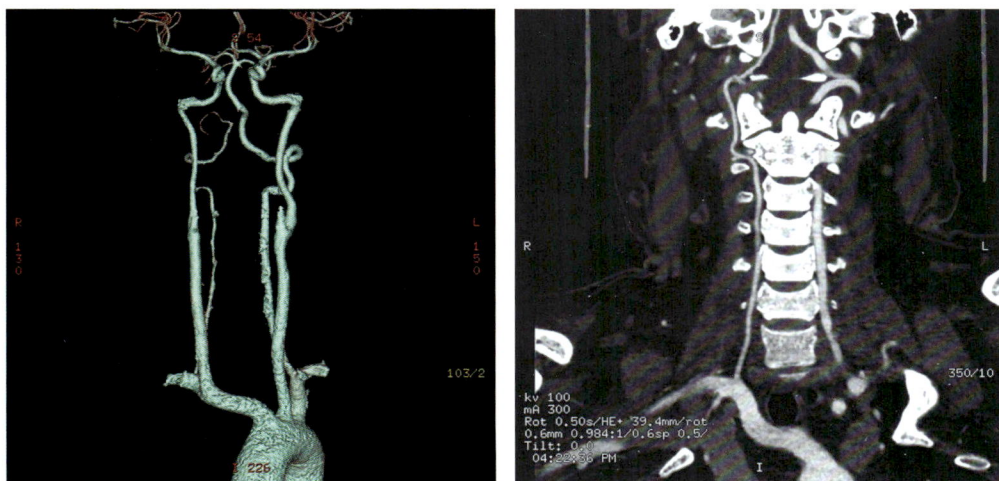

图 13-2　右侧椎动脉全程较对侧细，颅内段未汇入基底动脉

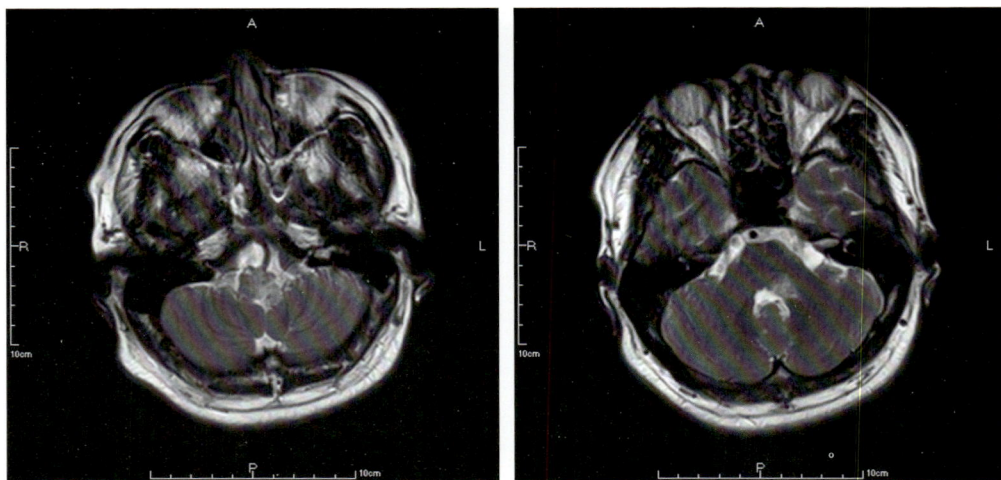

图 13-3　延髓肿胀，延髓及左侧桥臂异常信号

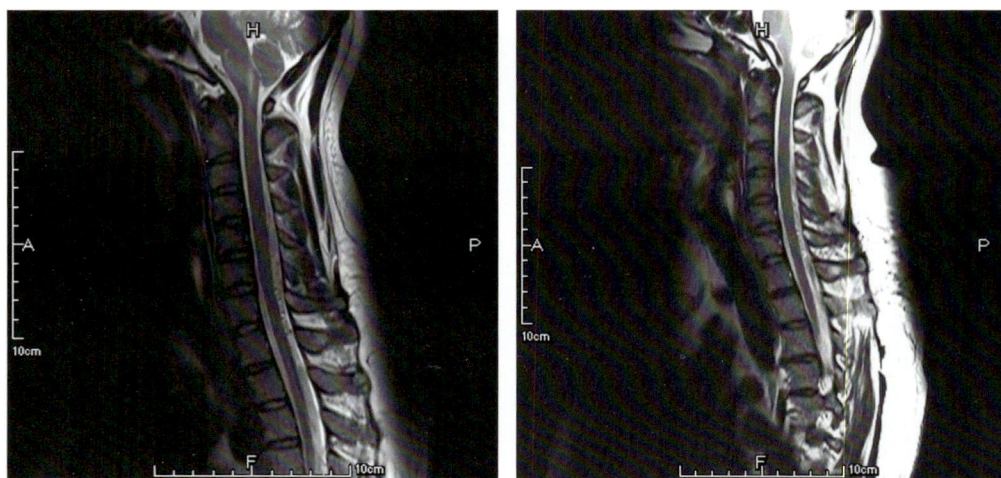

图 13-4　$C_5 \sim T_1$ 椎体水平对应椎管内脊髓背侧血管畸形，延髓肿胀，延髓、左侧桥臂及 C_1 对应髓内异常信号，请结合临床，颈椎轻度退行性变

治疗经过

　　患者入院后给予阿司匹林 100mg、氯吡格雷 75mg 抗血小板聚集；瑞舒伐他汀 10mg 调节血脂，稳定斑块；给予前列地尔改善循环，依达拉奉、丁苯肽、脑活素静脉滴注保护脑细胞治疗；并给予扩充血容量改善脑灌注治疗；针对腹泻给予利复星抗感染、补液、补充电解质治疗（现口服补达秀）；呃逆给予巴

氯芬 10mg，每天 2 次；头晕给予异丙嗪 12.5mg，每天 2 次；给予维生素 B_6、甲钴胺及叶酸降 HCY 治疗。患者住院期间复查头颅 MRI 提示左侧延髓、桥臂新发病灶不符合血管分布规律，查腰椎穿刺显示 WBC $12 \times 10^9/L$，会诊中心会诊考虑免疫介导性炎症，给予激素冲击治疗，患者头晕、手麻有所缓解。行颈髓 MRI 检查，提示脊髓血管畸形，请神经外科会诊。行脊髓血管造影检查显示：左侧甲状颈干分支及左侧 T3 肋间动脉分支供血硬脊膜动静脉瘤，瘘口位于 T1 椎体左侧，引流静脉向上且主要位于脊髓后方。现考虑脊髓血管畸形，予出院，神经外科继续治疗。

最终诊断

1. 急性脑梗死（左侧延髓背外侧、脑桥）
2. 硬脊膜动静脉瘘
3. 重度脂肪肝
4. 急性肠炎
5. 低钾血症

第二节　神经内科专科意见

该病例为青年男性，急性起病，迅速进展。主要表现为头晕、视物旋转伴站立不稳。发病前有急性腹泻、呕吐史。由于患者为青年，表现为神经功能缺损症状，提示为青年卒中。青年卒中的危险因素包括高血压、吸烟、饮酒、血脂异常、高同型半胱氨酸血症，高尿酸血症、感染等，病因包括高血压，脑血管畸形、血液疾病、肿瘤、心脏病。考虑患者有前驱感染史，故考虑炎症的可能性大，但不排除梗死。患者先后两次 MRI 显示脑干（左侧延髓、桥臂）异常信号，延髓肿胀，病灶边缘强化。需考虑特殊原因的延髓病变。行头颈动脉 CTA 提示右侧椎动脉远端闭塞，考虑病灶与右侧椎动脉闭塞的血供不符，故考虑感染的可能性较大，行腰椎穿刺检查，脑脊液白细胞偏高，IgA 0.78g/L ↑，24 小时 CSF IgG 鞘内合成率偏高，但给予激素治疗后患者症状未见明显好转。后行颈髓 MRI 检查示 C5~T1 椎体水平对应椎管内脊髓背侧异常信号，延髓肿胀，延髓、左侧桥臂及 C1 对应髓内异常信号。脑血管畸形原因很多，包括颅内动静脉畸形。Sandoval 等[1] 通过调查研究发现，青年人群发生脑出血的原因主要为颅内血管畸形。

硬脊膜动静脉瘘（SDAVF）是以脊髓静脉高压为唯一致病机制的病变结构最为简单、治疗方法最为统一的病变类型，基本上可以达到病变结构的解剖治愈（98%），但能使 55% 的患者症状得到不全改善，部分患者还会逐渐出现新的神经功能障碍或症状加重（最高可达 63%）。SDAVF 是一种脊髓后天获得性血管畸形，一般男性多见，多在中年以后起病，缓慢进展，常常造成脊髓功能严重破坏，早期缺乏特异性的临床表现导致诊断较为困难，预后不良。脊髓造影是诊断的金标准。外科手术可以治愈。所以对怀疑脊髓炎症的患者，如果使用激素治疗后症状仍无明显改善或者进行性加重，均应考虑硬脊膜动静脉瘘的可能，多次 MRI 检查及尽早 CTA 检查很有必要，目前公认选择性脊髓血管 DSA 为诊断 SDAVF 的金标准。

在并发症方面，患者入院后有腹泻水样便，加用利复星加强抗感染治疗，继续补液、补充电解质治疗，去除灌注不足的诱因。患者有灌注不足的诱因，长春西丁有扩张周围血管的作用，患者的血压不高，应予停用，可加用羟乙基淀粉扩充血容量以增加脑灌注。患者既往有重度脂肪肝，生化检查显示低密度脂蛋白（LDL）升高，可将阿托伐他汀改为瑞舒伐他汀 10mg，睡前 1 次，强化降脂稳定斑块，同时减小对肝功能的损害，加用葡醛内酯保肝治疗。患者的腹泻好转，继续给予利复星抗肠道感染治疗。CTA 未见动脉硬化改变，可停用瑞舒伐他汀加用普罗布考抗氧化治疗。

关于本病例的治疗过程，首先考虑缺血性卒中，给予脑血管病二级预防治疗，但临床未找到支持血管狭窄所致脑梗死的证据，脑脊液化验提示有感染的可能性，进行激素治疗，激素治疗作为一种诊疗手段，一方面可减轻病灶水肿，另一方面可以确认是否有动静脉畸形。治疗无效，则停用激素，并行颈髓胸髓检查，证实了硬脊膜动静脉瘘的诊断。患者后行脊膜动静脉瘘切除术，电凝硬脊膜供血动脉、瘘口和引流静脉根部后将其切断，可见引流静脉张力下降。本病例在进行对症治疗的同时，积极鉴别诊断，最终确诊，没有拖延患者的病程进展。对于 SDAVF 的治疗，主要在明确诊断，由于 SDAVF 的病因不明确，患者起病隐匿，症状、体征缺乏特异性，应尽早行 CTA 检查，必要时也可通过 DSA 尽早明确诊断，最终提高 SDAVF 的治疗效果。所以需对其进行鉴别诊断，提高早期诊断率和减少误诊是改善这一疾病预后的关键。

参考文献

[1] Sandoval JL, Ruiz C, Cantu F. Barinagarrementeria. Intracerebral hemorrhage in young people: analysis of risk factors, location, causes, and prognosis. *Stroke*, 1999, 30（3）: 537-541.

第十四章

由无痛性全主动脉夹层引起的右侧偏瘫

第一节 临床资料

A 56-year-old man presented to the Emergency Department because of sudden onset of right limb weakness and sense of heavy numbness in right leg for 3 hours. He had history of hypertension and an ischemic stroke leaving him with left-sided hemiparesis. On arrival, his left arm blood pressure was 120/70 mmHg, heart rate 87 beats per minute, respiration 20 times per minute and oxygen saturation 96%. He was conscious and alert. He denied chest or abdominal pain. A neurologic examination disclosed a slightly right central type facial palsy and a right hemiplegia. The muscle force of his right arm and leg were 3/5 and 2/5 respectively. Aside from an old low density lesion in the right basilar part of pons and an old small low density lesion in corona radiate, head CT did not show any new infarction or hemorrhage. Laboratory results revealed elevated white blood cells count （15.0 × 10^9/L；4.0~10.0 × 10^9/L）, NE （Neutrophil Count）

（87%；50%~70%），CK （906U/L；25~170U/L），creatinine （105μmol/L；42~97μmol/L）. The prothrombin time and international normalized ratio were normal. Ischaemic stroke was considered initially and the patient was admitted to our stroke center for thrombolytic treatment. At the second examination, the pulse strength of his right radial artery, femoral artery and dorsal artery of foot was all marked weaker than that of the left-side. His blood pressure was 80/50 mmHg in the right arm and 115/70mmHg in the left arm. Ten minutes after admission, his neurological symptoms improved and the muscle force of his right arm and leg were 5/5 and 3/5 respectively. Aortic dissection was suspected and he was proceeded to arrange with magnetic resonance imaging （MRI）. Diffusion-weighted MRI （DWI） didn't find any new lesion （Figure 14-1C、D）. Magnetic resonance angiography （MRA） showed non visualization of the left internal carotid artery and middle cerebral artery （MCA） and its branches became slender （Figure14-1E）. Contrast enhanced thoracic and abdominal CT was then performed and the results showed full-length dissection, which extended form the root of the ascending aorta to the left common iliac artery, involvement of the three arch branch vessels （Figure14-1F~L）. After the diagnosis of a life-threatening aortic dissection （De-Bakey I） was made, the thrombolytic treatment was with held and the patient was kept in hypotension and immediately transferred to Cardiac Surgery for the aortic repair. However, his family refused to allow an operation. Unfortunately, he died of multiple organ failure at the 72 hour after presentation of his first symptoms in spite of all resuscitative efforts.

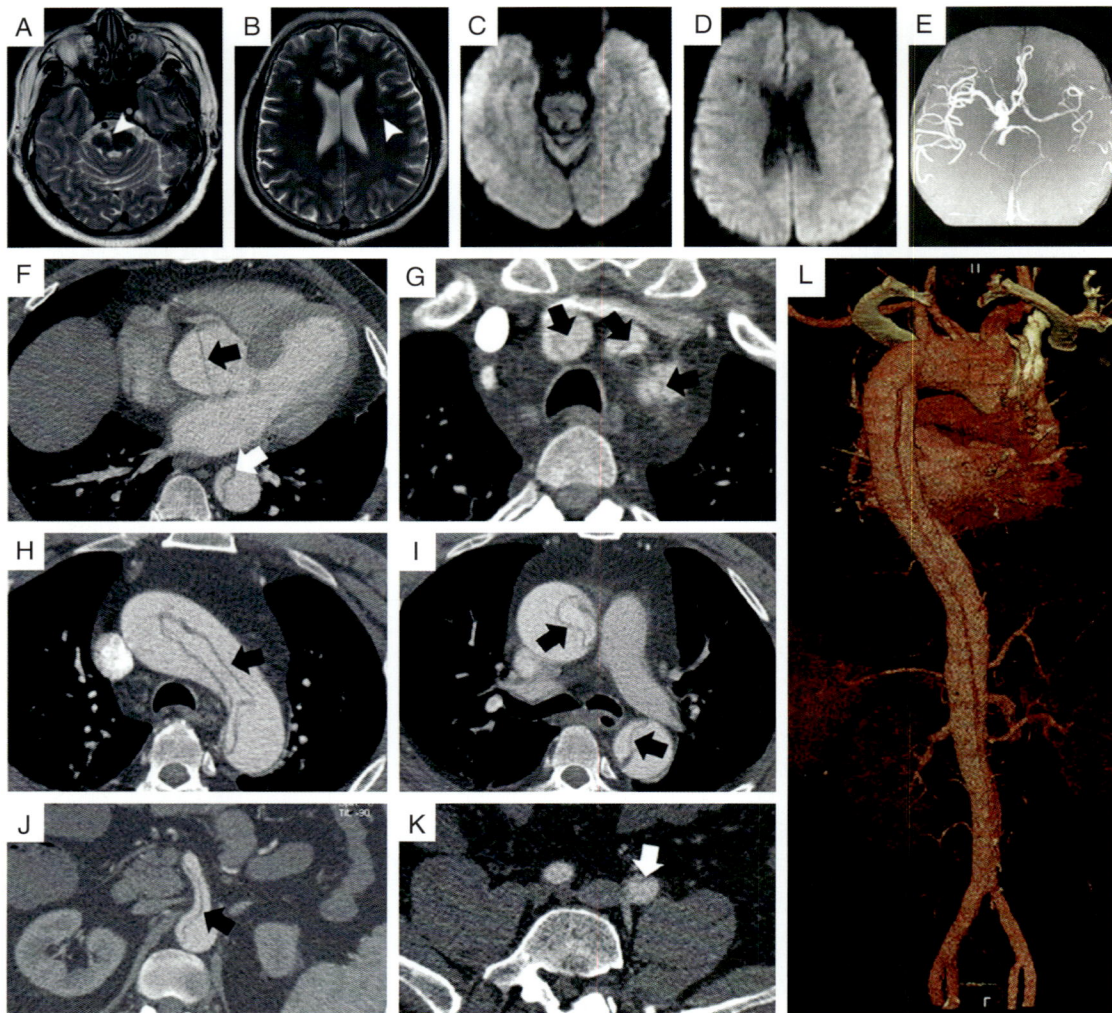

Figure 14-1 A painless full-length aortic dissection presenting with acute ischemic stroke. T2-weighted MRI images demonstrate a bright signal lesion （white arrowhead） in the right basilar part of pons （A） and a small slightly high signal lesion （white arrowhead） in corona radiate （B）, MRI-DWI shows no new lesions in the corresponding regions （C、D）, MRA displays non visualization of the left internal carotid artery and middle cerebral artery （MCA） and its branches become slender （E）. Contrast enhanced thoracic and abdominal CT scans reveal dissection within the root of the ascending aorta （black arrow） （F）, with supra-aortic branches （black arrow） （G）, aortic arch （black arrow） （H）, thoracic ascending and descending aorta （I）, superior mesenteric artery （black arrow） （J） and abdominal aorta up to left common iliac artery （white arrow） （K）. Three-dimensional volume rendering view illustrating the extent of aortic dissection （L）

编者注：该病例已发表于 2015 年 2 月 Int J Clin Exp Med 杂志，获得作者授权后改编

第二节 神经内科专科意见

　　动脉夹层是指由于内膜局部撕裂，受到强有力的血液冲击，内膜逐步剥离、扩展，在动脉内形成真、假两腔，从而导致一系列包括撕裂样疼痛表现的疾病[1]。主动脉是身体的主干血管，承受直接来自心脏跳动的压力，血流量巨大，出现内膜层撕裂后，如果不进行恰当和及时的治疗，破裂的概率非常大，死亡率也非常高。

　　当主动脉夹层累及无名动脉、颈总动脉或左锁骨下动脉时，患者会出现急性卒中或 TIA 表现，据报道发生率为 5%~10%[2]。这些患者中有的缺乏主动脉夹层典型的疼痛表现，很容易被诊断为缺血性卒中而接受溶栓、抗血小板或抗凝治疗。主动脉夹层起病凶险，错误的诊断和不恰当的治疗会对患者的生命造成极大的威胁。因此，面对以偏瘫为首发症状的患者，除了要考虑常规的卒中等诊断外，还应将主动脉夹层这一危重疾病谨记于心，早期识别进而提供针对性的治疗。

　　本例患者为 56 岁的男性，既往有高血压及脑梗死病史，此次因"右侧肢体麻木乏力 3 小时"入院。入院查体：左上肢血压 120/70mmHg；右侧面部中枢性面瘫；右上肢肌力 3 级，右下肢 2 级；头颅 CT 示右侧脑桥基底部及左侧放射冠区陈旧性小病灶，无新发脑缺血或脑出血病灶。实验室检查发现患者的白细胞、中性粒细胞比例、肌酐和肌酸激酶均有升高。因此，首诊医生考虑为急性脑梗死，在溶栓治疗的时间窗内，排除溶栓治疗禁忌证后予以静脉内溶栓治疗。当被送入卒中单元后，患者的右侧桡动脉、股动脉及足背动脉搏动减弱，右上肢血压为 80/50mmHg，左上肢血压为 115/70mmHg，右上肢肌力恢复至 5 级，右下肢肌力恢复至 3 级。此时神经内科医生考虑到主动脉夹层可能，行胸腹部增强 CT，证实患者为 DeBakey I 型主动脉夹层，自主动脉近端，延伸至头臂血管以下的左侧髂总动脉。此外，头颅 DWI 未发现新发梗死灶，头颅 MRA 示左侧颈内动脉、大脑中动脉未显影，分枝纤细。遂停止静脉内溶栓，维持患者低血压状态并送至胸外科行手术治疗。

纵观本例患者的治疗过程，急诊检查发现患者的白细胞、中性粒细胞比例、肌酐和肌酸激酶均有升高，提示多器官受累可能，但未引起首诊医生的注意，此外，首诊医生仅测量了左上肢血压，若能同时测量双侧血压，就会发现患者两侧血压不对称，进而考虑到主动脉夹层的可能。主动脉夹层的一项特征性表现就是血压降低，双上肢血压常不对称，可相差 20%~30% [3]。鉴于患者有长期高血压病史及既往脑梗死病史，患者双上肢血压不对称也不排除锁骨下动脉粥样硬化狭窄所致，但是当被送入卒中单元后，患者的右侧肢体肌力有所恢复，但右侧桡动脉、股动脉及足背动脉搏动减弱。突发下肢动脉搏动消失是主动脉夹层的症状之一。此时，神经内科医生考虑到主动脉夹层的可能，行增强 CT 证实患者为 DeBakey I 型主动脉夹层，缺血性卒中症状由夹层累及左侧锁骨下动脉所致。

由主动脉夹层引起的脑缺血表现并非缺血性卒中，不需要溶栓、抗血小板或抗凝治疗等，而是应该采取控制血压、控制疼痛等对症支持治疗，待患者病情稳定后行手术或介入治疗。对于卒中患者，当合并血压降低、双上肢血压不对称、下肢动脉搏动消失以及无明显原因的多器官损伤时，应考虑到无痛性主动脉夹层的可能，给予正确的治疗。本例患者在急诊被错误地诊断为缺血性卒中，接受了静脉内溶栓治疗，但当神经内科医生确诊其为主动脉夹层后及时停止溶栓，并予以维持低血压，转送胸外科等治疗，处理恰当。

参考文献

[1] Gaul C, Dietrich W, Friedrich I, et al. Neurological symptoms in type A aortic dissections. *Stroke* ,2007,38: 292–297.

[2] Khan IA, Nair CK. Clinical, diagnostic and management perspectives of aortic dissection. *Chest*, 2002, 122: 311–328.

[3] Wright V, Horvath R, Baird AE. Aortic dissection presenting as acute ischemic stroke. *Neurology*, 2003,61: 581–582.

第十五章

急性卒中的专科护理措施

第一节 急性缺血性卒中的专科护理

病史摘要

患者女性，56岁。主诉：突发右侧肢体无力、口齿不清3小时。

入院时神志清楚，CT示未见异常，测血糖7.2mmol/L，血压160/89mmhg，考虑"脑梗死"。经家属同意后立即给予rt-PA静脉溶栓及桥接动脉取栓治疗。取栓后入病区进一步治疗，查体：神志清楚。右侧鼻唇沟变浅，伸舌右偏。眼球运动自如，对光反应灵敏。失语；四肢肌张力正常，左侧病理征（－），腱反射（++），右侧肢体肌力3级，腱反射活跃，病理征（+），感觉减退。全身皮肤无淤点、瘀斑，封堵器置入，右侧腹股沟纱布覆盖。24小时后行头颅CT，示"左侧基底节区及半卵圆中心多发梗死灶"。无出血灶启动抗血小板治疗。既往有糖尿病2年，不规则服降糖药，体型肥胖。

症状早期识别

卒中的 5 个主要症状和体征：

（1）身体一侧或双侧，上肢、下肢或面部出现无力、麻木或瘫痪。

（2）单眼或双眼突发视物模糊、视力下降或视物成双。

（3）语言表达困难或理解困难。

（4）头晕目眩、失去平衡，或任何意外摔倒，或步态不稳。

（5）头痛（通常是严重且突然发作）或头痛的方式意外改变。

出现上述情况应立即就医，为静脉溶栓赢得时间。

溶栓概述

急性缺血性卒中是脑组织由于血液供应缺乏而发生的坏死，临床上常表现为偏瘫、失语等神经功能缺失症状，严重威胁着人们的生命健康和生活质量。脑梗死发病后 3~4.5 小时内进行静脉溶栓治疗受到国际卒中指南的一致推荐，缩短患者发病至溶栓的时间是溶栓成功的关键。

溶栓、取栓期护理

1. 溶栓前　迅速安置患者于监护床位，监测生命体征，采用 NIHSS 评估病情的严重程度；备好监护仪、微量泵及溶栓药物等；吸氧、用留置套管针建立两条静脉通道；采取血标本，进行血糖、肝肾功能、血常规、凝血功能等实验室检查，以及心电图等相关检查；向患者家属详细讲解有关溶栓的注意事项，争取家属的配合，并签署知情同意书。

2. 溶栓时　急性脑梗死发病 3 小时内，尽快给予 rt-PA 静脉溶栓。使用方法：rt-PA 按 0.9mg/kg 的剂量（最大为 90mg），先将总量的 10% 静脉团注，在随后的 1 小时内将剩余的量静脉泵入。溶栓过程中保持液路畅通，注意观察有无出血倾向、生命体征及临床症状变化，尤其注意血压、意识、瞳孔及肢体活动情况，以及有无头痛、呕吐等不适症状。

3. 溶栓后（24 小时）

（1）并发症的观察。出血是溶栓后最严重的并发症，若患者出现头痛、恶心、呕吐，意识或肢体活动障碍加重，应立即通知医生必要时行 CT 检查；同时注意皮肤、黏膜、鼻腔、消化道、呼吸道、泌尿道有无出血倾向；静脉溶栓后 24 小时内尽量避免创伤性操作。

（2）血压监测。每 15 分钟一次，共 8 次；每小时一次，共 22 次。在收缩压 ≥ 180mmHg 或舒张压 ≥ 100mmHg 时要增加血压监测次数，必要时静脉使用降压药物，调整血压至适宜水平。

（3）观察神经功能恢复情况，防止再灌注损伤和脑水肿的发生。

4. 取栓后

（1）生命体征观察频率为每小时一次，共 12 次，后改为每 8 小时观察一次。

（2）根据医嘱右下肢制动 6 小时（置入封堵器）或右下肢制动 24 小时（未置入封堵器）。

（3）测足背动脉搏动、查看腹股沟伤口敷料情况每小时一次，共 4 次。

（4）遵医嘱给予药物治疗，注意观察特殊药物的疗效，如尼膜同（尼莫地平）、替罗非班。

健康教育

（1）告知患者脑梗死发生的原因以及再发的可能性，使患者了解目前的用药方案以及注意事项。

（2）指导患者使肢体保持功能位，防止挛缩和畸形；进行适度的主动和被动锻炼，预防下肢深静脉血栓形成。

（3）评估患者失语的性质、程度、理解能力；根据患者的情况与其进行沟通，如手势法、实物图片法及文字书写法等；鼓励患者讲话、及时表扬，消除其羞怯心理。

（4）告知患者健康的生活方式对疾病控制的重要性。

（5）向患者介绍病房环境、制度及工作人员；指导患者使用床栏、呼叫铃；夜间照明适当，告知患者勿独立下床；指导患者变换体位时的注意事项。

第二节 急性脑出血的专科护理

病史摘要

男性，68岁。主诉"突发右侧肢体无力伴头痛1天"入院。

患者发病前曾与人发生争吵，既往有高血压病史20余年，不规则服降压药，我院CT示"左侧基底节区大片高密度影，破入脑室"，急诊收入院。入院后查体：嗜睡，言语含糊；双侧瞳孔等大等圆，直径0.25cm，对光反射灵敏，眼球各方向活动可；右侧视野偏盲，右侧鼻唇沟浅，伸舌偏右；颈稍抵抗，右侧肢体肌力4度；右侧面部及肢体偏身针刺觉稍减退；双侧腱反射对称，左侧肢体运动感觉正常，双侧病理征（+）。

一般护理

（1）将患者安置于监护床位。

（2）给予心电监护、吸氧、床头抬高30°。

（3）监测：意识、瞳孔；头痛；生命体征，主要是血压的变化；神经功能（感觉、运动）。

（4）遵医嘱用药，如快速静脉滴注脱水剂、止血药物、营养脑细胞药物、预防应激性溃疡药物、缓泻药物等。

（5）根据患者的吞咽功能给予适当饮食。

（6）完善各项护理评估。

（7）告知患者绝对卧床休息，避免头部剧烈转动，保持排便通畅。

专科观察

1. **血压**　急性 ICH 后积极降压治疗试验证实了急性期积极将收缩期血压快速降低至 140mmHg 以下的安全性并有减少血肿扩大的趋势；理想的收缩压范围在 140~160mmhg，血压突然升高会增加出血风险，特别是在发病后 72 小时内。

2. **意识障碍**　应用格拉斯哥昏迷量表（GCS）进行意识障碍评估，轻度意识障碍（13~14 分），中度意识障碍（9~12 分），重度意识障碍（3~8 分，脑死亡时 3 分）；但在进行评估前务必排除镇静剂，抗癫痫、抗惊厥药物等对意识的影响；患者气管切开或插管辅助通气、失语时语言评估受限；眼部损伤、眼周水肿等对睁眼的评估影响较大。

3. **瞳孔**　瞳孔的改变是卒中患者重要的神经系统体征。正常瞳孔的直径为 2~5mm，圆形，边缘整齐，对光反射灵敏，双侧等大等圆，位于眼球中央，双侧对称。临床上在自然光线下让患者睁眼同时对比瞳孔的大小，嘱患者注视前方，用聚光手电筒垂直照射瞳孔；颅内压增高可伴有瞳孔缩小、对光反应迟钝或忽大忽小、边缘不整、变化多端等症状。

脑疝的急救

1. **小脑幕切迹疝**　小脑幕切迹疝是由于幕上一侧的病变使颞叶内侧的海马

钩回向下移位，挤入小脑幕裂孔，压迫小脑幕切迹内的中脑、动眼神经、大脑后动脉和中脑导水管，由此产生的一系列临床症状、体征和后果，即小脑幕切迹疝或颞叶钩回疝；早期可有颅内压升高、意识障碍、一过性瞳孔变小继而散大。

处理措施：立即脱水、降颅压；准备充足后行急诊CT检查；做好术前准备；密切监护。

2. 小脑扁桃体疝　小脑扁桃体邻近延髓和枕骨大孔的两侧，当颅内压增高时，小脑扁桃体有可能受挤压而嵌入枕骨大孔，造成小脑扁桃体疝（枕骨大孔疝），压迫延髓，危及生命；早期有急性延髓损伤表现，生命体征和循环障碍出现较早，而瞳孔变化和意识障碍在晚期才出现。

处理措施：立即脱水、降颅压；CPR/ACLS；必要时做术前准备；密切监护。

健康教育

（1）告知家属脑出血的发生原因，使家属了解目前的治疗方案以及注意事项。

（2）指导患者使肢体保持功能位，防止挛缩和畸形；进行适度的主动和被动锻炼，预防下肢深静脉血栓形成。

（3）做好意识障碍的护理，预防并发症的发生。

（4）告知患者要绝对卧床休息，避免头部剧烈转动，保持排便通畅。

第十六章

急性缺血性卒中相关眼科疾病

卒中又称中风、脑血管意外（CVA），是一种急性脑血管疾病。发病原因是脑部血管突然破裂或因血管阻塞导致血液不能流入大脑而引起脑组织损伤的一组疾病，包括缺血性和出血性卒中。缺血性卒中的发病率高于出血性卒中，颈内动脉和椎动脉闭塞和狭窄可引起缺血性卒中。

第一节 缺血性视神经病变

缺血性视神经病变是视神经的营养血管发生急性循环障碍所致。一般以视网膜中央动脉在球后 9~11mm 进入视神经处为界，临床上分为前部缺血性视神经病变（AION）和后部缺血性视神经病变（PION）。

病因及发病机制

本病多发生于老年人，心脑血管疾病、高血压、动脉粥样硬化是常见的原因。其他危险因素有：糖尿病、血液黏度增加导致血液循环减慢、眼或全身低血压（如颈动脉或眼动脉狭窄或闭塞，急性大出血等原因造成的休克等），眼内压增高造成眼部相对灌注压下降等。AION 是由于睫状后动脉循环障碍造成的视盘供血不足，使视盘急性缺血、缺氧、水肿；PION 是筛板后至视交叉之间的视神经血管发生急性循环障碍，因缺血导致视神经功能损害。

临床表现

患者双眼受累，可先后发病，间隔时间不一，可数周、数月或数年。发病2~3周后，可因视神经纤维缺血性坏死而导致视盘萎缩。患者的症状主要是视力突然减退，多于清晨起床时发病，一般多可说明具体时间。发病前可有一过性视物模糊，有时伴下半视野缺损。眼部检查可见：①视力，轻度或中度下降。②瞳孔，多数瞳孔等大，对光反应存在，但常有相对性传入性瞳孔反应缺陷。③眼底，早期轻度视盘水肿，隆起一般不超过 3 个屈光度，呈淡红色或灰白色，多局限于视盘某一象限，同时可伴有小出血点。2~3周后，视盘水肿消退，边界清楚，颜色部分或全部苍白。如双眼先后发病，有时可被误诊为 Foster-Kennedy 综合征，即一眼视盘萎缩，另一眼呈视盘水肿改变。④视野，多数表现为与生理盲点相连的弓形暗点，多见于下方视野缺损，但不以水平正中线或垂直正中线为界，具有特征性。由于视野缺损绕过黄斑注视区，故无中心暗点。⑤荧光眼底血管造影，早期可见视盘区域性弱荧光或充盈迟缓，或充盈缺损，即缺血区弱荧光或无荧光，非缺血区正常荧光，但在缺血代偿区表层毛细血管扩张渗漏，也可呈现出强荧光，造影晚期荧光增强。病变晚期视盘萎缩，荧光造影早期呈弱荧光，晚期不变或增强。

诊断与鉴别诊断

缺血性视神经病变的诊断主要依据患者的病史、症状、体征和相应的辅助检查，如视野、荧光眼底血管造影、眼血流图3项指标的波幅值，血液灌注指数和血流排放指数均有明显降低。同时，需要排除炎性病灶、脱髓鞘疾病、遗传性及占位性颅内病变等。Foster-Kennedy综合征的眼底也可表现为一眼视盘水肿，另一眼视盘萎缩，与本病类似，但Foster-Kennedy综合征是由于额叶肿瘤所致，发病缓慢，且伴有嗅觉障碍等异常，可与本病相鉴别（图16-1）。

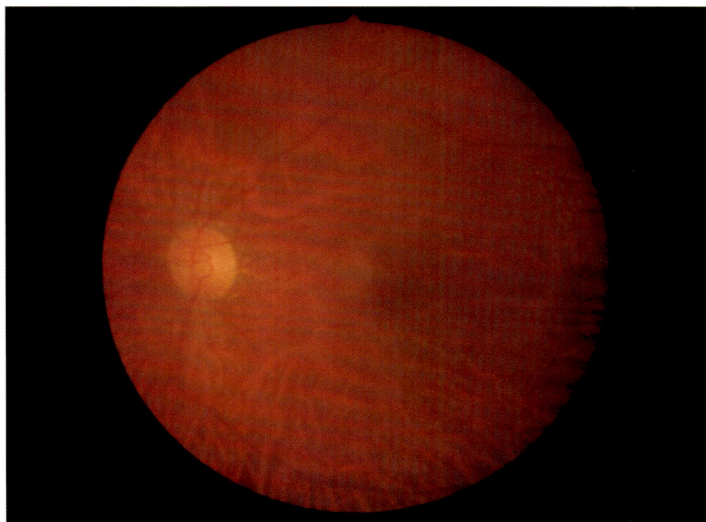

图 16-1　缺血性视神经病变

第二节 视网膜动脉阻塞

视网膜动脉阻塞是急性发作、严重损害视力的一种眼病，包括视网膜中央动脉阻塞（CRAO）或者视网膜分支动脉阻塞（BRAO），以及视网膜睫状动脉或视网膜毛细血管前小动脉阻塞。由病变动脉供给营养的视网膜由于缺血、缺氧而水肿，视细胞迅速死亡，从而导致不同范围或程度的视力损害。

病因及发病机制

视网膜动脉阻塞多见于患动脉硬化、高血压者，亦可见于术中或术后高眼压、眶内高压等情况。患者多为患心血管病的老年人，较少见于年轻人。阻塞可以是各类栓子，通常栓子来源于颈内动脉硬化斑块。动脉硬化或炎症，使动脉内皮受损，血管内壁粗糙、狭窄，易于形成血栓。部分眼科手术中或术后的并发症，例如视网膜玻璃体手术、眼眶手术及术后高眼压，使视网膜动脉受压，以及手术直接损伤或刺激产生的应激反应，持续较长时间，使视网膜动脉痉挛而阻塞。筛板是视网膜中央动脉阻塞的好发部位。

临床表现

视网膜动脉阻塞因发生阻塞的部位不同，症状各异。CRAO发病突然，一眼无痛性急剧视力下降至数指甚至无光感，发病前可有一过性视力丧失并自行恢复的病史，如为BRAO，则相应区域呈暗区。

CRAO 患者的患眼瞳孔中等散大，直接对光反射明显迟钝或消失，间接对光反射灵敏。眼底典型表现为后极部视网膜灰白、水肿，黄斑相对呈红色，即"樱桃红点"（图 16-2），这是由于黄斑神经上皮薄，视网膜水肿较轻，可以透见脉络膜而形成。视盘颜色较淡，动脉明显变细且管径不均匀，偶见红细胞在狭窄的管腔内滚动。如有栓子，在视盘表面或在动脉分叉处可见管腔内白色斑块。一般视网膜动脉阻塞较少出血。视野检查可见不同程度的视野缺损，严重者出现管状视野。视觉电生理检查显示 b 波降低，a 波呈现负波形。荧光眼底血管造影（FFA）显示阻塞的视网膜动脉与静脉充盈时间均延长，动、静脉血流变细，随之视网膜循环时间亦延长。

BRAO 患者以颞上分支多见。视力受损程度和眼底表现根据阻塞部位和程度而定。患者主诉眼前有暗影或象限性视野缺损。眼底检查可见阻塞点通常位于视盘周围的大血管分叉处，该处呈白色或淡黄色发亮小体。沿阻塞支供应的视网膜呈扇形或象限性乳白色水肿，如果波及黄斑部，也可出现樱桃红点。视野成象限性缺损弓形暗点。视觉电生理检查常正常或者轻度改变。FFA 显示阻塞支动静脉循环时间延长，栓子阻塞处血管壁有荧光素渗漏。

睫状支视网膜动脉阻塞单独发生者少见，后极部呈舌形视网膜水肿，中心视力严重受损。数周后，视网膜水肿消退，逐渐恢复透明，呈正常色泽，但血

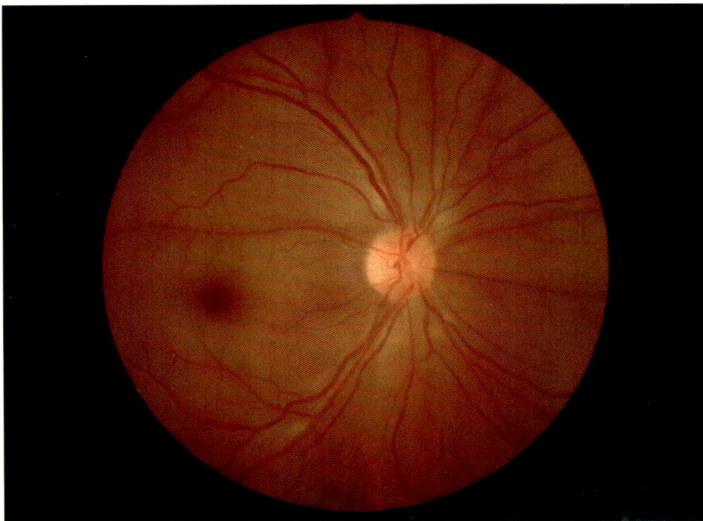

图 16-2　视网膜中央动脉阻塞

管仍细，黄斑区可见色素沉着或紊乱，视盘颜色明显变淡或苍白。

毛细血管前小动脉阻塞则表现为小片状灰白斑，即棉絮斑，好发于糖尿病、高血压动脉硬化等有全身疾病患者，可以不影响患者的视力，数周或数月后可消退。

诊断与鉴别诊断

根据典型的病史和眼底改变，做出诊断并不困难。分支动脉阻塞需与以下疾病相鉴别：

1. 前段缺血性视神经病变　一般前段缺血性视神经病变视力损害较轻，眼底无黄斑樱桃红点改变，多数视盘水肿，部分视野缺损，且缺损区与生理盲点相连。FFA 视盘充盈不均匀，早期视盘阶段性弱荧光，可资鉴别。

2. 眼动脉阻塞　视网膜中央动脉和供应脉络膜的睫状动脉同时缺血，故对视功能的影响更为严重。视力常为无光感，眼压常偏低，视网膜乳白色水肿和混浊更为严重。

治疗措施

因视网膜缺血短时间内光感受器即刻死亡且不能逆转，故视网膜动脉阻塞需要急诊处理。治疗原则上主要是使用血管扩张剂、纤溶制剂、降眼压、吸氧、按摩眼球等对症支持治疗。视网膜动脉阻塞的预后与阻塞部位、程度、血管状况密切相关，特别需要重视开始治疗的时间，发病 1 小时以内的阻塞得到缓解者有可能恢复部分视力，发病时间越长，预后越差。

第三节 视网膜静脉阻塞

视网膜静脉阻塞(RVO)是仅次于糖尿病视网膜病变的常见视网膜血管疾病。患眼视力易于受损甚至因并发症而致盲。多见于年龄较大的患者，但也有少数年轻患者发病。男女均可发病，常为单眼受累，左右眼无差异。根据静脉阻塞的部位，可分为视网膜中央静脉阻塞、半侧静脉阻塞和分支静脉阻塞。根据阻塞程度，可分为非缺血型和缺血型。

病因及发病机制

本病病因较为复杂，常有多种因素所致，与心脑血管疾病、动脉硬化、高血压、糖尿病等危险因素密切相关，与青光眼也有一定关系。本病与血液中的各种成分，如血糖、血脂、各种蛋白质、血小板及凝血因子都有一定的关系。各种原因导致血管壁内皮受损，血液流变学、血流动力学改变，以及眼压和眼局部受压等多种因素均可导致静脉阻塞。

临床表现

发病初期，患者的症状多为突然出现不同程度的视力障碍，轻者可无自觉症状或仅有少许黑影。

视网膜中央静脉阻塞（CRVO）自觉症状根据类型的不同，可轻度减退，也可严重下降。缺血型CRVO的眼底检查（图16-3）见视盘高度水肿充血，边界模糊，被出血遮盖。动脉管径较细，静脉高度迂曲扩张。视网膜水肿，大量浅

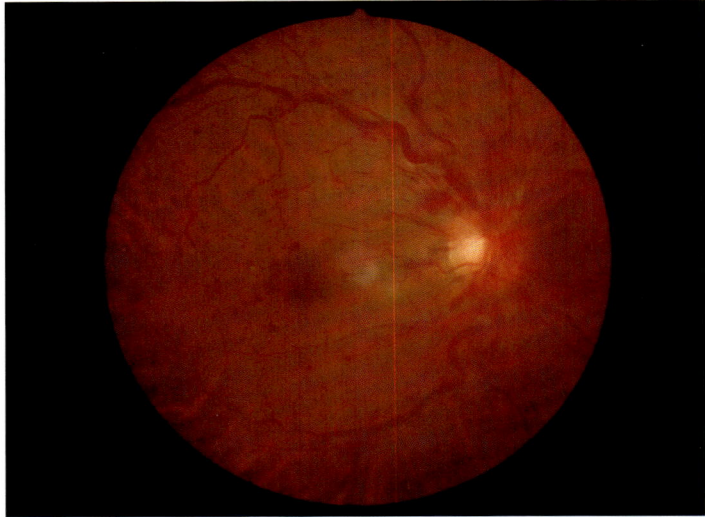

图 16-3 视网膜中央静脉阻塞

层出血，多为火焰状或片状浓厚出血，沿静脉分布，常累及黄斑部，并有白色棉絮斑。部分视网膜及血管被出血遮盖，甚至有血液进入玻璃体。荧光眼底血管造影显示视网膜循环时间延长，毛细血管瘤样扩张伴荧光素渗漏，静脉管壁染色，黄斑区可有弥漫性荧光素渗漏或花瓣状渗漏。非缺血型阻塞的眼底表现相似，但出血较少，静脉充盈、迂曲，沿血管散在出血，多为浅层或片状，无或偶有棉絮斑，视盘正常或轻微毛细血管扩张，黄斑区正常或轻度水肿。但病程长者可出现黄斑水肿或黄白色星芒状硬性渗出，近中心凹可见暗红色花瓣状黄斑囊样水肿，此时患者视力明显下降、视物变形。非缺血型 CRVO 常在 3~6 个月后视盘和视网膜水肿消退，出血吸收，血管逐渐恢复，但可遗留黄斑囊样水肿或色素沉着，视力常不能复原。约 1/3 的非缺血型患者可能发展为缺血型，故仍应随诊观察。

半侧型 RVO 的阻塞点位于视盘筛板处，系视网膜上支或下支静脉阻塞，视网膜受累范围常为 1/2，偶可见 1/3 或 2/3 面积。也有学者认为半侧型 RVO 属于视网膜中央静脉本身分为两支所致，其中一支阻塞仍属于 CRVO，临床表现与 CRVO 相同，眼底可见沿受累静脉分布的出血和渗出，黄斑常受波及。晚期也可产生新生血管及新生血管性青光眼。

视网膜分支静脉阻塞（BRVO）多见于患动脉硬化的患者，常见于颞侧分支，尤其是颞上分支。阻塞多位于动静脉交叉处，其临床表现根据受累静脉的部位和程度而定。颞侧支常累及黄斑部，故对视力影响较大，鼻侧支阻塞不影响视力。眼底检查可见动静脉交叉处静脉受压变细，远端扩张迂曲，出血灶沿受累静脉呈扇形分布，相应区域的视网膜水肿增厚，严重者有棉絮斑。眼底血管造影可见动静脉压迫处呈现强荧光，远处毛细血管扩张，荧光素渗漏，黄斑呈点状或者花瓣状渗漏。严重者形成周边大范围无灌注区，诱发新生血管形成。一般最早可于原发病发作后 3 个月内出现新生血管，年轻患者倾向于更早。黄斑分支阻塞出血范围小，出血沿该支引流范围分布。

诊断与鉴别诊断

对于年龄较大的患者，有或无视力障碍，眼底视网膜中央或者分支静脉扩张、迂曲，有沿血管分布的浅层出血，特别是患有心脑血管疾病、高血压、动脉硬化的患者，临床上可做出视网膜静脉阻塞的诊断。该疾病需要与以下疾病相鉴别：

1. **糖尿病性视网膜病变**　本病一般是双眼发病，多以微血管瘤和深层出血为特点，出血常较静脉阻塞少，并且伴有血糖增高等其他全身症状。

2. **低灌注性视网膜病变**　本病是由于颈内动脉狭窄或阻塞所致。因视网膜长期慢性缺血，静脉迂曲或扩张，视网膜有少量微血管瘤和出血形成。但出血量较少，视网膜动脉压明显降低，常伴有全身其他症状，如感觉异常、肢体瘫痪等。

3. **视网膜静脉周围炎**　患者多为健康年轻人，视网膜大量浅层出血。但大多数为双眼受累，先一眼有症状，检查对侧眼时也可发现周边视网膜血管伴白鞘或呈白线状改变。

4. **高血压性视网膜病变**　本病常累及双眼，视网膜出血为火焰状，但出血量较少，并且后极部常可见棉絮斑。

治疗措施

该病目前尚无确切有效的治疗方法。首先应积极查找病因，控制原发病，加强预防和治疗并发症。在发病初期，可使用活血化瘀药物、纤溶制剂、抗血小板凝集药物等（有出血倾向的患者避免使用）。近年来玻璃体腔注射抗-VEGF药物使用较多，结果显示此种药物对 CRVO 造成的黄斑水肿程度、患者的视力均有较好的改善。当眼底血管造影显示出现视网膜毛细血管无灌注区（即缺血区）时，应行眼底激光光凝术，当缺血区范围超过 10 PD（视盘直径）时，应行全视网膜激光光凝术。如果已经发生玻璃体积血，而且观察 6 个月后积血仍不吸收，或者已经发生牵拉性视网膜脱离时，应立即行玻璃体切割术，术中同时予视网膜激光光凝。

第四节 其他与卒中相关的眼部表现

1. 脑血管阻塞因损害部位不同而眼部症状不同。

（1）大脑中动脉阻塞：引起双眼病灶对侧偏盲，无黄斑回避。

（2）基底动脉阻塞：可引起瞳孔缩小及第Ⅲ、Ⅳ、Ⅵ对脑神经麻痹。

（3）大脑后动脉阻塞：表现为皮质或双眼病灶对侧的同向偏盲，伴黄斑回避。

（4）小脑后动脉阻塞：可表现为复视，同侧眼球凹陷，上睑下垂，瞳孔缩小，同侧展神经麻痹，自发性同侧或对侧水平线或旋转性眼球震颤，视动性眼震正常，病变侧角膜知觉消失。

2. 脑出血由于出血部位的不同，临床表现各异。较多见的是内囊出血，眼部表现为双眼向病灶侧偏斜。如果出血部位在小脑，则表现为强迫性头位及眼球震颤，角膜感觉消失，瞳孔不等。脑桥出血时双侧瞳孔缩小。中脑出血时可表现为眼球震颤。颅内压增高时可引起视盘水肿（图16-4），同时，急性颅内高压时瞳孔也有相应的改变：

（1）单眼瞳孔缩小，直径<1mm，一旦出现常常提示该侧为病变侧，与颅内高压动眼神经或中脑瞳孔收缩核受刺激有关，应随访观察。

（2）双眼瞳孔缩小，直径<1mm，多见于早期弥漫性轴索损伤、脑桥出血或损伤等，与颅内高压导致双侧动眼神经或瞳孔收缩核受刺激有关。

（3）单侧瞳孔中等散大，对光反射减弱，多见于急性瞳孔收缩和由于刺激而开始发生麻痹，如能及时治疗，解除病因，瞳孔会恢复正常。

（4）单侧瞳孔散大，对光反射消失，病变在瞳孔改变同侧，常出现在急性颅内高压中、晚期，常伴有眼球固定、上睑下垂，是急诊开颅手术的绝对适应证。

（5）双侧瞳孔散大、固定，对光反射消失，往往出现于急性颅内高压晚期，提示伤情严重，预后差。

（6）双侧瞳孔大小变化无常，多见于脑干周围出血、挫伤水肿或交感神经中枢受损。临床上常见于原发或继发性脑干损伤、弥漫性轴索损伤等。

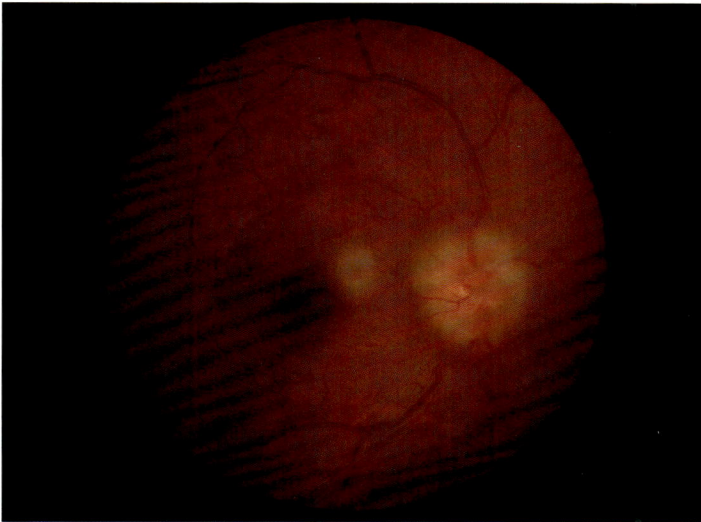

图16-4　颅内压增高时引起的视盘水肿

第十七章

急性缺血性卒中合并心肌梗死

第一节 临床资料

病史摘要

患者，男性，53 岁。主诉：突发头晕伴视物模糊 1 月余，加重伴步态不稳 11 天。

患者 1 月前于慢跑时突发头晕伴视物模糊，无头痛，无恶心呕吐，休息几分钟后缓解。11 天前（2016 年 9 月 30 日）患者于休息时突发胸闷、憋气，运动后加重，就诊于当地医院，以冠心病收入院予以治疗。当天患者自觉头晕、视物模糊加重，伴走路不稳，饮水呛咳、吞咽困难、声音嘶哑，未予处理。8 天前（2016 年 10 月 3 日）在当地医院行头颅 MRI，显示：延髓、双侧小脑半球、双侧枕叶多发梗死灶，予依达拉奉静脉输液治疗。5 天前（2016 年 10 月 6 日）患者饮水呛咳、吞咽困难好转，头晕、视物模糊、步态不稳、声音嘶哑无改善。为求进一步诊治，以急性脑血管病收入我科。

既往高血压病史 8 年，最高血压 150/100mmHg，规律服药坎地沙坦，血压控制尚可。2 型糖尿病病史 8 年，服用二甲双胍、格列齐特，血糖控制差。生活不规律，饮酒史 20 余年，每天饮白酒约 3 两。2004 年有脑外伤手术史。否认输血史，否认药物食物过敏史。配偶及子体健。父母均患高血压。否认家族性遗传病史及类似疾病史。

体格检查

T：36.5℃；P：80 次 / 分；R：20 次 / 分；BP：100/70mmHg。发育正常，营养良好，仰卧位。神志清，查体合作。全身浅表淋巴结无肿大。头颅大小正常无畸形。无眼睑水肿，口唇无发绀。颈软，气管居中，甲状腺无肿大。胸廓对称，心率 76 次 / 分，律齐，各瓣膜听诊区未闻及病理性杂音。双肺呼吸音清，未闻及干湿性啰音。腹部平坦，腹软，无压痛。肝脾肋下未触及。脊柱生理弯曲正常。双下肢无水肿。

神经专科检查

神志清，语利。双侧瞳孔等大等圆，直径 3.0mm，对光反射存在，双侧眼球活动正常，视力轻度下降。伸舌居中，悬雍垂居中，双侧咽反射正常。四肢肌力 5 级，四肢肌张力正常。四肢深浅感觉正常。双上肢腱反射正常，双下肢腱反射减低。左侧指鼻试验欠稳准，右侧指鼻试验稳准；双侧轮替运动灵活；双侧跟膝胫试验稳准。闭目难立征阳性。双侧 Babinski 征（－）。颈无抵抗，布鲁津斯基（Brudzinski）征（－）。舌黄白，薄腻苔，舌下静脉迂曲 2 分。

辅助检查

1. **血常规**　2016 年 10 月 12 日血常规示：红细胞 6.19×10^{12}/L，血红蛋白 188g/L，血细胞比容 54.1%。尿葡萄糖（++++）；葡萄糖 11.01mmol/L，低密度脂蛋白 3.35mmol/L，载脂蛋白 –B 1.22mmol/L；糖化血红蛋白 8.6%。

2. **颈动脉超声**　2016 年 10 月 12 日检查示双侧颈动脉内 – 中膜不均增厚伴斑块（多发）；右侧椎动脉狭窄（V1 段 70%~99%）；左侧椎动脉远段病变；右侧锁骨下动脉斑块。

3. **经颅彩色复式超声**　2016 年 10 月 12 日查 TCCD 检查示左侧椎动脉闭塞；右侧椎动脉颅外段病变。

4. **MRI**　2016 年 10 月 14 日头颅 MRI 示延髓、右侧枕叶脑梗死（亚急性）；双侧放射冠区多发腔隙性脑梗死，右侧为主（图 17–1）。

5. **DSA**　2016 年 10 月 19 日 DSA 示右侧颈内动脉海绵窦段重度狭窄；左侧椎动脉 V2 段闭塞（图 17–2）。

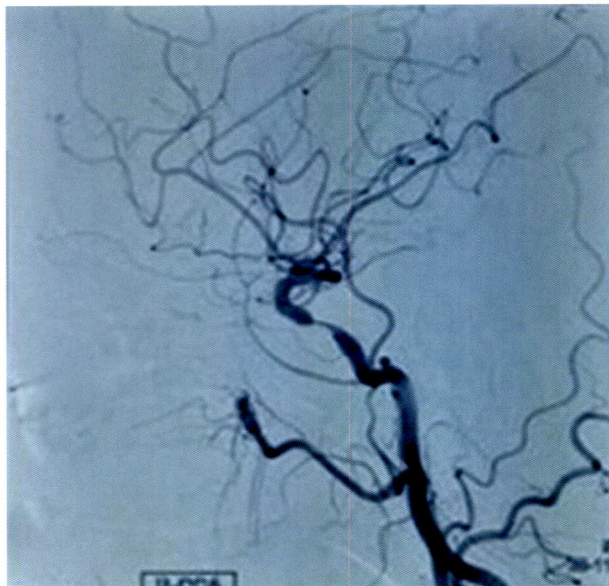

图 17–1　头颅 MRI：延髓、右侧枕叶脑梗死（亚急性），双侧放射冠区多发腔隙性脑梗死，右侧为主

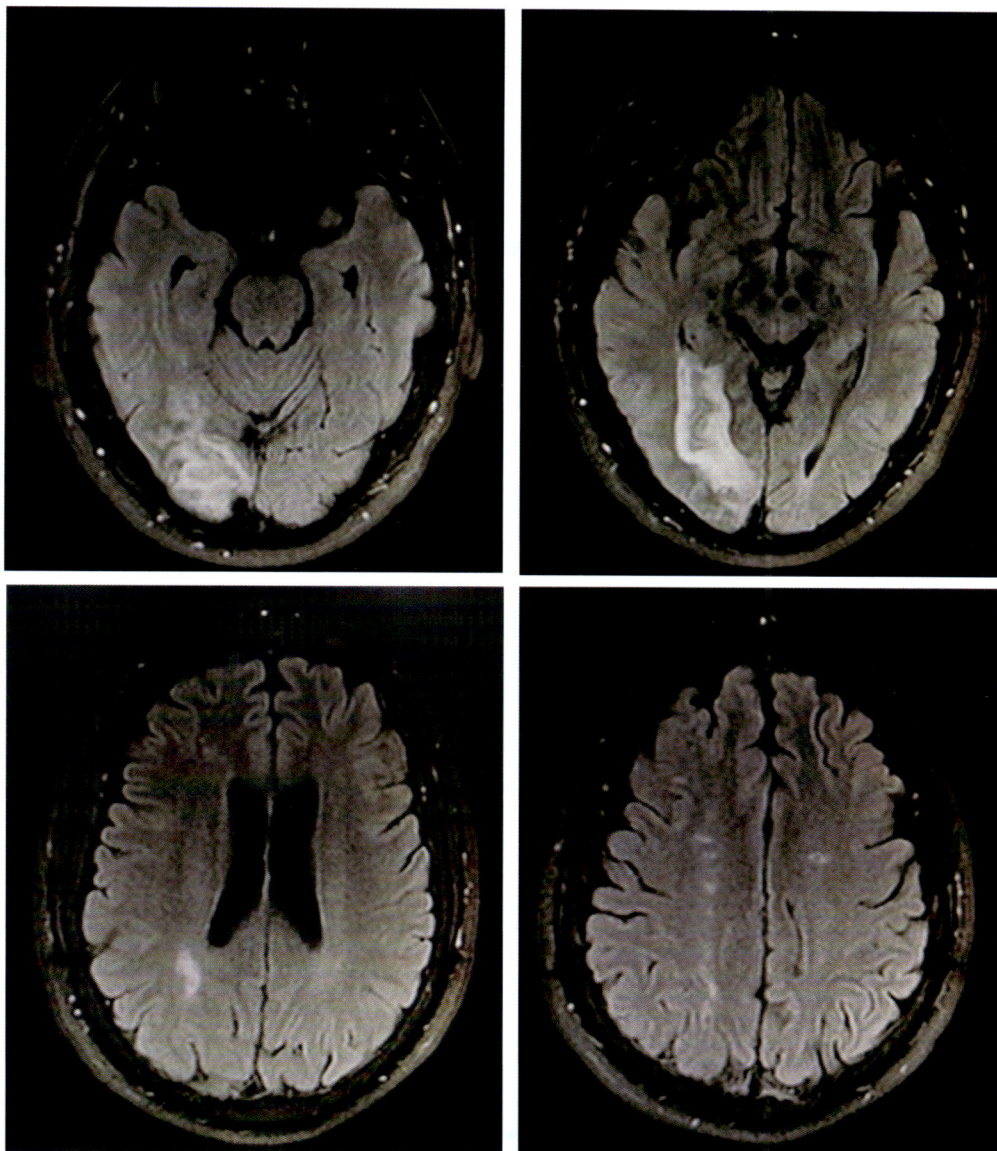

图 17-2　DSA：右侧颈内动脉海绵窦段重度狭窄，左侧椎动脉 V2 段闭塞

治疗经过

　　患者入院后给予氢氯吡格雷、阿司匹林抗血小板聚集；血栓通、尤瑞克林（每天 0.15PNAU，共用 7 天）改善脑循环；脉血康、培元通脑胶囊活血化瘀；丁苯酞软胶囊保护线粒体、营养神经；胞磷胆碱钠促进神经修复；阿托伐他汀

降脂及稳定斑块；同时给予血压和血糖管理。舌黄白，薄腻苔，舌下静脉迂曲2分，痰热证明显，给予痰火方。2016年10月12日行颈动脉超声检查示双侧颈动脉内－中膜不均增厚伴斑块（多发）；右侧椎动脉狭窄（V1段70%~99%）；左侧椎动脉远段病变；右侧锁骨下动脉斑块。行TCCD检查示左侧椎动脉闭塞；右侧椎动脉颅外段病变。考虑患者视物模糊，予请眼科会诊行OCT、视野检查。2016年10月12日会诊结果显示右鼻侧视野缺损、左侧仅存鼻上视岛；双视网膜动脉硬化2级。2016年10月14日，患者诉弯腰时喘憋、呼吸困难，考虑患者入院前胸腔积液病史，予以复查胸部CT，结果回报未见胸腔积液。予单硝酸异山梨酯60mg口服，每天1次。考虑患者存在左椎动脉重度狭窄，于2016年10月19日行全脑DSA检查，示右侧颈内动脉海绵窦段重度狭窄；左侧椎动脉V2段闭塞，未予处理。2016年10月21日，患者病情改善，视物模糊，步态不稳明显好转，办理出院。

最终诊断

1. 脑梗死（延髓、右侧枕叶、双侧小脑半球）（痰热证）
2. 偏盲（右鼻侧视野缺损、左侧仅存鼻上视岛）
3. 右椎动脉狭窄（重度）
4. 右颈内动脉狭窄（重度）
5. 左椎动脉闭塞
6. 双侧颈动脉病变（内膜增厚、斑块）
7. 冠状动脉粥样硬化性心脏病
8. 心肌梗死
9. 心功能Ⅱ级（NYHY分级）
10. 高血压1级，极高危
11. 2型糖尿病
12. 双侧视网膜动脉硬化2级
13. 高脂血症

第二节 神经内科专科意见

（一）定位诊断

头晕定位于前庭小脑系统及其联系纤维；视物模糊定位于枕叶，饮水呛咳、吞咽困难、声音嘶哑定位于双侧皮质核束；左侧指鼻试验欠稳准，轮替运动欠灵活，闭目难立征阳性，定位于左侧小脑半球及蚓部。血管定位于颈内动脉系统及椎基底动脉系统。

（二）定性诊断及鉴别诊断

1.急性脑梗死 患者为中年男性，急性起病，表现为头晕，视物模糊，头颅 MRI 发现责任病灶故诊断为脑梗死。

2.脑出血 多在活动时急性起病，疲劳或情绪激动时起病，多表现为头痛、恶心、呕吐等高颅压症状，根据患者的症状及头颅 MRI 显示，不支持此诊断。

3.瘤卒中 本病多缓慢起病，可表现为神经功能缺损症状，占位效应明显时可出现头痛、恶心、呕吐等高颅压症状，影像学检查可见颅内占位性病变，本病例中患者急性起病，头颅 MRI 未发现占位性病变。故暂不考虑该诊断。

（三）治 疗

患者脑梗死诊断明确，给予氢氯吡格雷、阿司匹林抗血小板聚集；血栓通、尤瑞克林（每天 0.15PNAU，共用 7 天）改善脑循环；脉血康、培元通脑胶囊活血化瘀；丁苯酞软胶囊保护线粒体、营养神经；胞磷胆碱钠促进神经修复；阿托伐他汀降脂及稳定斑块；格列齐特缓释片降血糖；氨氯地平降血压治疗；痰火方治疗痰热证。完善其他相关检查，并请眼科会诊检查视野、视力及眼底。经治疗后，患者病情改善，视物模糊、步态不稳明显好转，予办理出院。嘱患者注意血压及血糖监测，规律用药，加强锻炼，注意饮食，如有不适随诊。

第十八章

急性缺血性卒中合并高纤维蛋白原血症

第一节 临床资料

病史摘要

患者，男性，60 岁。主诉：言语含糊、左侧肢体无力 1 月，加重 5 天。

患者 1 月前（2016 年 9 月 10 日）坐位时突然出现言语含糊，口角歪斜，口角流涎，并左侧面部麻木，左侧肢体活动笨拙，就诊于当地医院并住院治疗，予口服阿司匹林抗血小板聚集，阿托伐他汀钙降脂稳斑，静脉滴注血栓通、红花黄色素、小牛血去蛋白、丁苯酞等治疗。住院期间，患者的病情进行性加重，于 18 天前（2016 年 9 月 21 日）晚上突然出现左侧肢体无力、饮水呛咳，随后出现发热，痰培养示肺炎克雷白菌亚种，予头孢西汀抗感染处理，患者咳痰改善。5 天前（2016 年 10 月 4 日），患者左侧肢体无力再次加重、不能活动，并言语含糊，饮水呛咳，患者家属要求自动出院，转诊我院，为进一步诊治收入我科。自发病以来无头痛、呕吐，无视物模糊，无双影，无听力下降，无肢体抽搐及昏迷。

饮食睡眠可，小便无障碍，大便 4 天未解。

既往高血压病史 20 余年，最高血压 190/100mmHg，不规律服用硝苯地平控制血压，血压未监测。2 型糖尿病病史 1 年，饮食及运动控制血糖。左侧动眼神经不全麻痹 1 年（具体不详）。否认输血史，否认药物食物过敏史。生活不规律，吸烟史 40 余年，每天约 1 包，饮酒史 40 年，每天约白酒半斤。配偶及子体健。否认家族遗传病史及类似疾病史。

体格检查

T：36.4℃；P：76 次 / 分；R：18 次 / 分；BP：140/85mmHg。发育正常，营养良好，仰卧位。神志尚清，查体欠合作。全身浅表淋巴结无肿大。头颅大小正常无畸形。无眼睑水肿，口唇无发绀。颈软，气管居中，甲状腺无肿大。胸廓对称，心率 76 次 / 分，律齐，各瓣膜听诊区未闻及病理性杂音，双肺呼吸音粗，未闻及干湿性啰音。腹部平坦，腹软，无压痛。肝脾肋下未触及。脊柱正常生理弯曲。双下肢无水肿。

神经专科检查

神经尚清，构音障碍。双侧瞳孔等大等圆，直径 3.0mm，对光反射存在，左侧眼睑下垂，左眼内收受限。左侧鼻唇沟浅，伸舌左偏。左侧上肢肌力 0 级，左侧下肢肌力 2 级，左侧肌张力低，右侧肢体肌力、肌张力正常；左侧肢体腱反射（+++），右侧肢体腱反射（++）。双侧 Babinski 征（+）。颈无抵抗，Brudzinski 征（-）。舌晦暗，白厚腐苔，舌下静脉迂曲 2 分。

辅助检查

1. **血常规** 2016 年 10 月 10 日血常规示：淋巴细胞百分率 17.1%，单核细胞百分率 8.1%，血小板 305×10^9/L。丙氨酸氨基转移酶 44U/L，白蛋白 33.29g/L，前白蛋白 98mg/L，总胆固醇 2.89mmol/L，高密度脂蛋白 0.64mmol/L，低密度脂蛋白 1.82mmol/L。维生素 B_{12} 1274.00pg/L。甲状腺素 11.70μg/L。血沉 52mm/L。凝血酶原活动度 95.0%，INR 1.03，凝血酶原时间 13.5s，凝血酶时间 17.0s，活化部分凝血活酶时间 46.7s，纤维蛋白原 7.98g/L，血浆 D- 二聚体 0.71μg/mL。补体 C_4 0.45g/L。

2. **凝血四项** 2016 年 10 月 13 日凝血酶原活动度 89.0%，INR1.07，凝血酶原时间 13.9s，凝血酶时间 25.6s，活化部分凝血活酶时间 42.6s，纤维蛋白原 2.71g/L。

3. **TCCD** 右侧颈内动脉颅外段病变；前交通支开放；右侧颈内 - 外侧支开放。

4. **颈动脉超声** 双侧颈动脉内 - 中膜不均匀增厚伴斑块（多发）；右侧颈内动脉闭塞；右侧颈动脉球部狭窄（<50%）；右侧椎动脉狭窄（V1 段：50%~69%）；右侧椎动脉全程细（生理性）。

5. **头颅 MRI** 右侧岛叶、颞叶、额顶叶及右侧侧脑室旁新发脑梗死伴渗血；脑内多发脑梗死及软化灶；脑白质变性；右侧颈内动脉颅内段及大脑中动脉血流异常（图 18-1）。

6. **头颈 CTA** 头臂干、左侧颈总动脉、双侧颈内动脉、锁骨下动脉、右侧椎动脉起始段管壁粥样硬化，管腔不同程度狭窄，右侧颈内动脉管腔重度狭窄（图 18-2）。

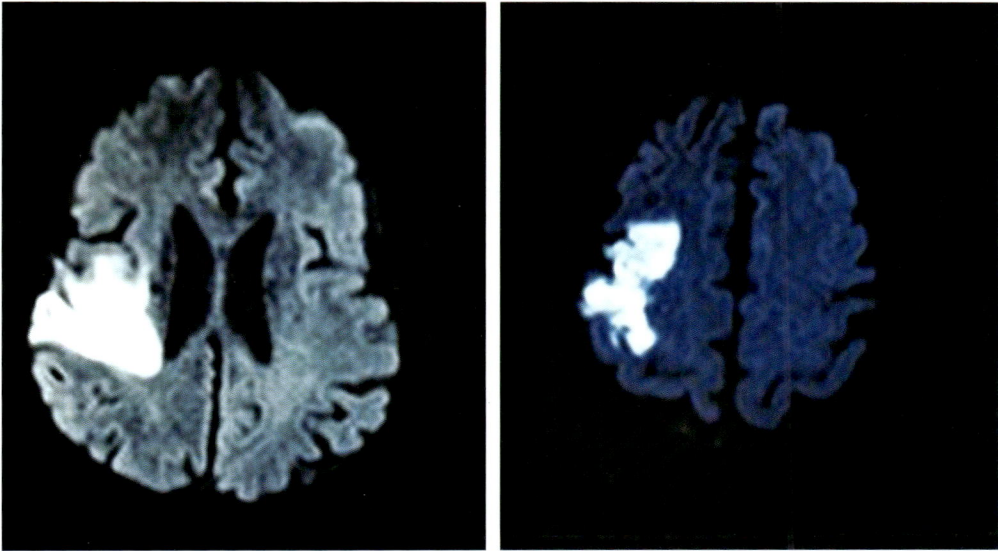

图 18-1　头颅 MRI：右侧岛叶、颞叶、额顶叶及右侧侧脑室旁新发脑梗死伴渗血；脑内多发脑梗死及软化灶；脑白质变性；右侧颈内动脉颅内段及大脑中动脉血流异常

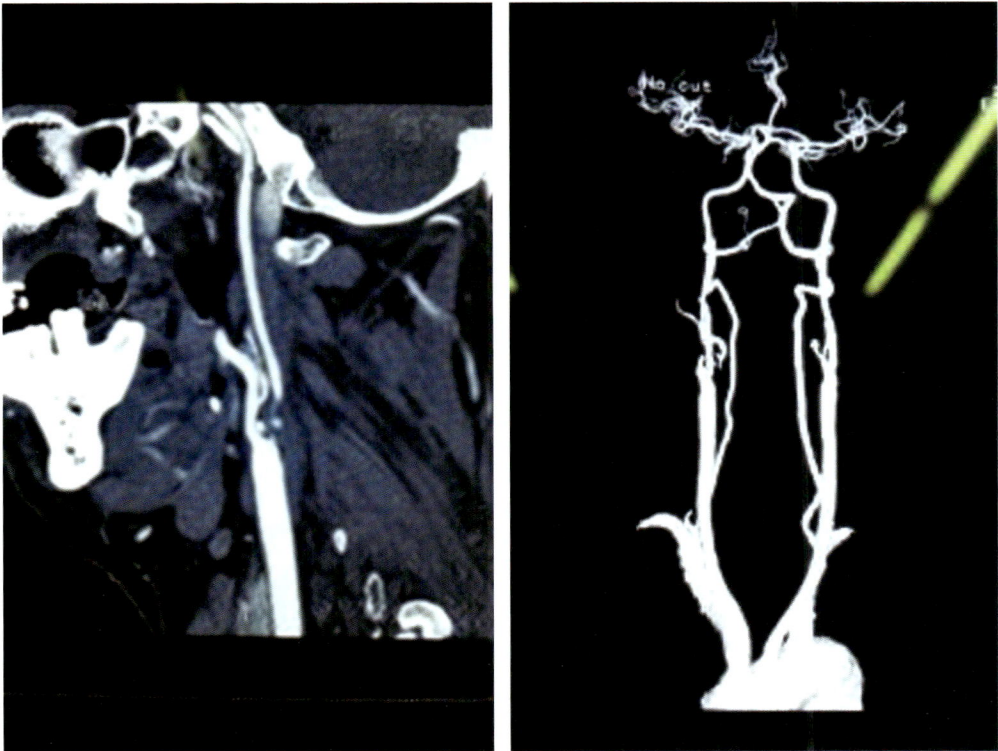

图 18-2　头颈 CTA：头臂干、左侧颈总动脉、双侧颈内动脉、锁骨下动脉、右侧椎动脉起始段管壁粥样硬化，管腔不同程度狭窄，右侧颈内动脉管腔重度狭窄

治疗经过

　　患者入院后给予氯吡格雷、阿司匹林抗血小板聚集，阿托伐他汀40mg降脂及稳定斑块，依达拉奉清除自由基，注射用血栓通、脉血康活血化瘀，醒脑静醒神开窍，长春西丁改善循环等治疗。患者痰热证象明显，给予痰火方治疗。同时给予血压监测，加强肢体主动和被动活动预防深静脉血栓形成等。给予吞咽功能评分，洼田饮水试验4级，因呛咳严重，吞咽困难，严重影响进食及易误吸，嘱留置鼻管鼻饲饮食，给予瑞先（肠内营养乳剂）肠内营养。观察患者无腹胀、腹泻等情况。因纤维蛋白原7.98g/L给予巴曲酶降纤治疗，并且与患者家属交代存在出血风险，患者家属表示理解并同意用药，密切监测患者有无出血的发生。嘱轻翻身、拍背，床头抬高15°~30°，活动患肢，请康复科会诊以早期康复促进神经功能恢复。2016年10月13日经过巴曲酶治疗，现查纤维蛋白原2.71g/L，脑MR示梗死灶合并少许渗血，巴曲酶不予继续使用，并警惕消化道、皮肤、颅内、脏器出血风险。2016年10月16日，患者入院1周，病情相对平稳，治疗上停用阿司匹林，阿托伐他汀改为20mg，继续给予依达拉奉清除自由基，注射用血栓通、脉血康活血化瘀，醒脑静醒神开窍，长春西丁改善循环，法莫替丁抑酸护胃，瑞先、瑞代（肠内营养乳剂）鼻饲营养支持，康复科指导康复锻炼。并加用尤瑞克林（每天0.15PNAU，共用5天）促进侧支循环。患者痰多，考虑与既往支气管感染相关，无发热，肺部无啰音，续予雾化祛痰，嘱翻身拍背，促进排痰。2016年10月20日患者的病情改善，吞咽功能改善，可拔除鼻饲管。对于脑血管病变，介入科会诊意见建议患者病情进一步改善后再予血管评估及干预，目前主要是二级预防，康复锻炼，予办理出院，建议患者外院继续康复治疗。

最终诊断

1. 脑梗死（右侧额颞顶岛叶）（痰热证）

2. 中枢性偏瘫（左侧）

3. 构音障碍

4. 吞咽障碍

5. 高纤维蛋白原血症

6. 多发性腔隙性脑梗死

7. 颈动脉病变（内膜增厚、斑块、多发狭窄）

8. 右侧颈内动脉重度狭窄

9. 高血压 3 级，高危组

10. 支气管炎

11. 2 型糖尿病

第二节 神经内科专科意见

（一）定位诊断

言语含糊，定位于球部或基底节；左侧眼睑下垂，左侧内收受限定位于左侧动眼神经；左侧鼻唇沟浅，伸舌左偏定位于右侧皮质脑干束；左侧上肢肌力 0 级，左侧下肢肌力 2 级，左侧肌张力低，定位于右侧皮质脊髓束；双侧 Babinski 征（＋），定位于双侧皮质脊髓束。综合定位于左侧大脑半球或脑干；血管定位于颈内动脉及基底动脉系统。

（二）定性诊断及鉴别诊断

1.急性脑梗死 患者老年男性,急性起病,表现为言语含糊、左侧肢体无力,头颅核磁发现责任病灶,头颅 CTA 发现责任血管,故诊断为脑梗死。

2.脑出血 多在活动时急性起病,疲劳或情绪激动时起病,多表现为头痛、恶心、呕吐等高颅压症状,头部 CT 可见高密度影,患者头颅 CT 未见明显异常,故此诊断不支持。

3.瘤卒中 本病多缓慢起病,可表现为神经功能缺损症状,占位效应明显时可出现头痛、恶心、呕吐等高颅压症状,影像学检查可见颅内占位病变。本例中患者急性起病,结合头颅 CT,未发现占位病变,故暂不考虑该诊断。

（三）治 疗

患者脑梗死诊断明确,给予氯吡格雷、阿司匹林抗血小板聚集;阿托伐他汀 40mg 降脂及稳定斑块;依达拉奉清除自由基;注射用血栓通、脉血康活血化瘀;醒脑静醒神开窍;长春西丁改善循环;患者痰热证象明显,给予痰火方等治疗。完善其他相关检查,患者的纤维蛋白原回报 7.98g/L,经评估患者的获益与危害,给予患者巴曲酶降纤治疗,向患者家属告知出血风险,患者家属表示理解并同意用药,密切监测 INR 值及凝血功能。治疗 3 天后,纤维蛋白原下降至 2.71g/L,巴曲酶不予使用,加以尤瑞克林增加侧支循环治疗。经治疗,患者的病情改善,吞咽功能改善,办理出院,建议患者外院继续康复治疗。

第十九章

隐匿性肺癌致脑梗死系列病例

第一节 临床资料

Patient profiles

Twenty-five patients were diagnosed with OLCA-stroke between January 2005 and April 2013. Twelve patients were excluded from the study. Ten patients had one or more conventional stroke etiologies (six patients had severe large artery atherosclerosis,three had atrial fibrillation, and one had large arteryatherosclerosis and atrial fibrillation) and two patients didn't undergo MRI for individual reasons. The included patients (five men, eight women) were aged 44 to 70 years [mean ± standarddeviation (SD): 58.54 ± 8.72 years]. The primary lung cancer was first discovered between 3 days and 2 months after stroke. Patient characteristics are presented in Table 19-1. Of the 13 patients, one had deep vein thrombosis, and one had splenic infarction. Regarding the location of the primary lung cancer, six were central and seven were peripheral. According to histological subtypes, there were eight (62%) adenocarcinoma, four (31%) squamous cell carcinoma and one （8%） adenosquamous carcinoma. Additionally, nine （69%） patients had systemic metastasis. Four patients received surgery,eight chemotherapy, and four radiotherapy, but three refused surgery, chemotherapy or radiotherapy. At admission, D-dimer levels ranged from 1.92 to 8.95μg/mL （mean ± SD：5.69 ± 2.42 μg/mL； normal range: 0~0.25μg/mL）.

Symptoms at presentation

The symptoms of the first-ever is chemic stroke depended on the part of the brain involved. Overall, hemiparesis was the most common symptom （8/13 patients, 62%）, followed by hypesthesia in five （38%） patients; visual disturbances were reported in 23%.At neurologic examination on admission, the mean NIHSS score was 5.23 ± SD 3.32 （median 5; range 1~15）. Within 3 months of initial stroke, 12 of 13 （92%） patients suffered recurrent stroke,with four （31%） suffering one recurrent stroke, and eight （62%）,two or more recurrent strokes （Table 19-1）. Twenty-five percent of patients had their first recurrent stroke within 7 days of a first-ever stroke, 33% occurred from the second week to 1 month, 25% within the second month, and 17% over 2 months after the first-ever stroke.

In the 24 recurrent strokes, hemiparesis was observed in 10 （42%） patients, hemiplegia in nine （38%）, dysphasia/dysarthria in eight （33%）, and two （8%） were silent, confirmed by follow-up DWI. The mean NIHSS score at the time of first recurrent stroke （8.83 ± 4.38, median 7; range 4~17） was significantly higher than at admission （$P < 0.05$）.

Table 19-1　Patient characteristics

Patient	Age/Sex	NIHSS at admission	Patterns of initial DWI	Lung cancer subtype	Systemic metastasis	D-dimer (1g/mL) at admission	Treatment for cancer	Antithrombotic treatment	Recurrences and fatalities in 3 mon	Outcome at 3 mon (mRS)
1	F/49	4	MSLM	Peripheral adenocarcinoma	Yes	8.32	Chemotherapy, radiotherapy	Anticoagulants	3	4
2	F/70	6	MSM	Central squamous cell carcinoma	Yes	6.16	N/A	Anticoagulants	2, died of MODS 1 mon later	Dead
3	M/55	5	MSLM	Peripheral squamous cell carcinoma	Yes	6.59	Chemotherapy, radiotherapy	Anticoagulants, antiplatelet agents	N/A	1
4	F/52	7	MSLS	Peripheral adenocarcinoma	No	3.88	Surgery, chemotherapy	Antiplatelet agents	2	3
5	M/47	15	MSLM	Central squamous cell carcinoma	Yes	7.99	Chemotherapy, radiotherapy	Thrombolysis, anticoagulants	2	5
6	F/69	4	MSLS	Peripheral adenocarcinoma	No	3.11	Surgery	Anticoagulants	1	2
7	M/68	5	MSM	Central adenocarcinoma	Yes	4.97	N/A	Anticoagulants	2	4
8	F/44	6	MSLM	Central adenosquamous carcinoma	Yes	3.21	Chemotherapy	Anticoagulants	1	4
9	M/66	1	MSS	Peripheral adenocarcinoma	No	3.19	Surgery, chemotherapy	Anticoagulants	1	2
10	F/62	3	MSM	Peripheral adenocarcinoma	Yes	1.92	N/A	Antiplatelet agents	3	4
11	M/62	5	MSM	Central squamous cell carcinoma	No	7.69	Surgery, radiotherapy	Anticoagulants, antiplatelet agents	1	2
12	F/56	4	MSLM	Peripheral adenocarcinoma	Yes	8.01	Chemotherapy	Anticoagulants, antiplatelet agents	3	5
13	F/61	3	MSLM	Central adenocarcinoma	Yes	8.95	Chemotherapy	Anticoagulants	3, died of cardiac arrest 2 mon later	Dead

DWI=diffusion-weighted imaging, F=female, M=male, MODS=multiple organ dysfunction syndrome, mon=months, MSLM=multiple small and large disseminated lesions inmultiple vascular territories, MSLS=multiple small and large disseminated lesions in a single vascular territory, MSM=multiple small lesions inmultiple vascular territories, MSS=multiple small lesions in a single vascular territory, N/A=not applicable, NIHSS=National Institutes of Health Stroke Scale, mRS=modified Rankin Scale score

MRI and sonogram/ultrasound findings

MRI was performed between 3 hours and 7 days after onset,depending on the time of admission. The initial DWI lesion patterns of first-ever stroke are listed in Table 19-1. Overall, one patient（8%）had multiple small lesions defined as infarction <2 cm in diameter （MSS） in a single vascular territory, two （15%） patients had multiple small and large （>2 cm in diameter） disseminated lesions in a single vascular territory （MSLS）, four （31%） patients had multiple small lesions in multiple vascular territories（MSM）, and six （46%） patients had multiple small and large disseminated lesions in multiple vascular territories （MSLM）. The vascular territories affected by first-ever stroke are shown in Table 19-2.

MRA revealed that eight patients had no significant stenosis or occlusion of the intracranial arterial vasculature, middle cerebralartery （MCA） occlusion

Table 19-2 Frequency of diffusion weighted imaging patterns and vascular territories affected by first-ever stroke and recurrent strokes

	First-ever stroke	First recurrent stroke	All recurrent strokes
DWI patterns			
MSS	1(8%)	1(8%)	1(4%)
MSLS	2(15%)	1(8%)	2(8%)
MSM	4(31%)	3(25%)	5(21%)
MSLM	6(46%)	7(58%)	16(67%)
Involved vessel			
MCA	11(85%)	10(83%)	20(83%)
ACA	2(15%)	3(25%)	8(33%)
PCT	9(69%)	6(50%)	16(67%)

ACA=anterior cerebral artery, DWI=diffusion-weighted imaging, MCA=middle cerebral artery, MSLM=multiple small and large disseminated lesions in multiple vascular territories, MSLS=multiple small and large disseminated lesions in a single vascular territory, MSM=multiple small lesions in multiple vascular terri-tories, MSS=multiple small lesions in a single vascular territory, PCT=posterior circulation territory was found in one patient, and distal arterial occlusions were detected in four. In all 13 patients, no significant stenosis or occlusion was observed on ultra sound of the carotid and vertebral arteries, however four patients had increased carotid intima-media thickness, and three had increased vertebral artery resistance index. Echocardiogram showed no sources of cardio embolism and did not find any aortic plaques in the ascending aorta or proximal arch.

Similar to first-ever stroke, four kinds of DWI lesion patterns,namely MSLM, MSM, MSLS, or MSS, were seen in recurrent strokes,and more MSLM/MSM were present than MSLS/MSS in both recurrent stroke and first-ever stroke. The frequencies of DWI lesion patterns and vascular territories affected by recurrent strokes are given in Table 19-2. As compared to first-ever stroke, MSLM was more frequent in recurrent strokes, but it did not differ significantly between them. The vascular territories affected by recurrent strokes were similar to those of first-ever strokes. For the individual patient, the recurrent stroke may affect a new vascular territory, different branches of the same vascular territory,or both.

The representative imaging characteristics for lesion patterns and the cancer types are depicted in Figure 19-3. Patient 8, a 44-year-old woman with occult central lung cancer diagnosed 7 days after stroke, received one cycle of chemotherapy and had two strokes（Fig. 19-1, Fig. 19-2）within 3 months. Patient 10, a 62-year-old woman with occult peripheral lung cancer diagnosed 21 days after stroke, did not receive any treatment for cancer and had four strokes within 3 months（Fig.19-3）. Both patients did not have any vascular risk factors, including hypertension, diabetes mellitus,atrial fibrillation, or hyperlipidemia.

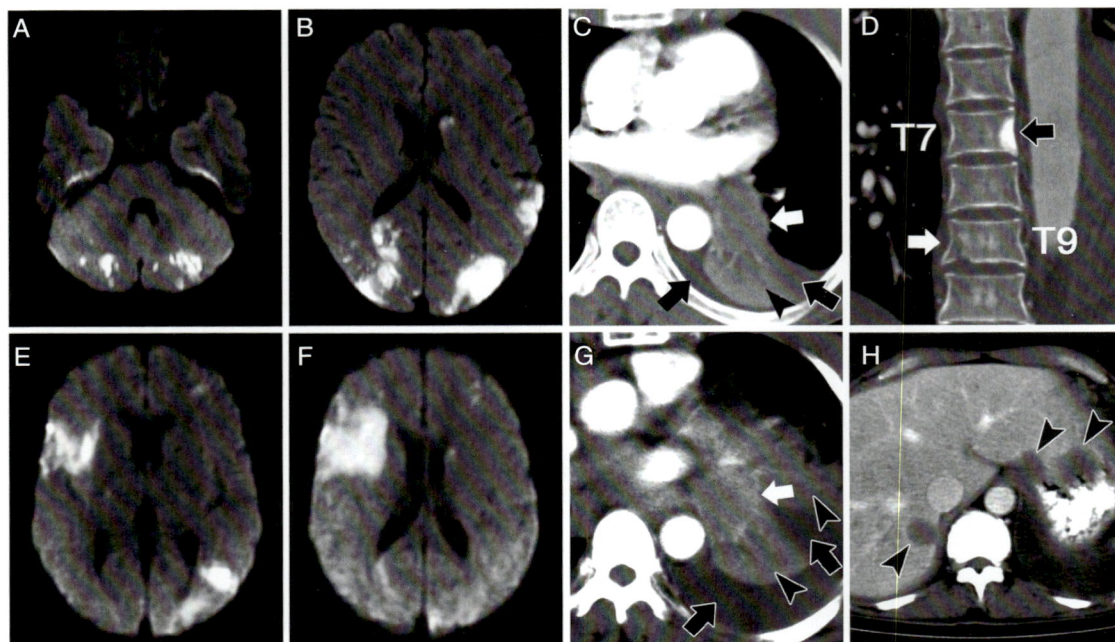

Fig.19-1 Typical unconventional stroke with occult central lung cancer. A 44-year-old woman was first diagnosed with central lung cancer 7 days after stroke. Initial axial diffusion weighted imaging (DWI) MRI A. 21 hours after onset of cortical blindness and B. 10 hours after onset of left side hemiparesis showing multiple lesions in the posterior circulation territory, left anteromedial thalamostriate arteries of the anterior cerebral artery (ACA), and both middle cerebral artery (MCA) territories 7 days after first stroke. C. Axial contrast-enhanced CT scan of the chest showing a 31mm×27mm heterogeneously enhancing nodule in the left lower lobe (white arrow) with atelectasis of the left lung (black arrowhead) and left pleural effusion (black arrow). D. Coronal CT scan reformation of the thoracic spine showing sclerotic (black arrow) and lytic (white arrow) lesions involving the T7 and T9 vertebral bodies, suggesting thoracic vertebrae bone metastases. E. Follow-up axial DWI 18 days after occurrence of initial symptoms and 5 hours after left side weakness increased showing new isolated large lesion in right MCA territory and small lesion in left posterior cortical border zone between MCA and posterior cerebral artery. F. Axial follow-up DWI 3 months after stroke showing no new infarction in the brain, but G. a follow-up axial contrast-enhanced CT scan of the chest demonstrated a 37 mm×34 mm nodule (larger than the one seen 7 days after stroke) in the left lower lobe (white arrow) with atelectasis of the left lung (black arrowhead) and left pleural effusion (black arrows). H. Contrast-enhanced axial CT scan of the abdomen showed multiple liver metastases (black arrowheads)

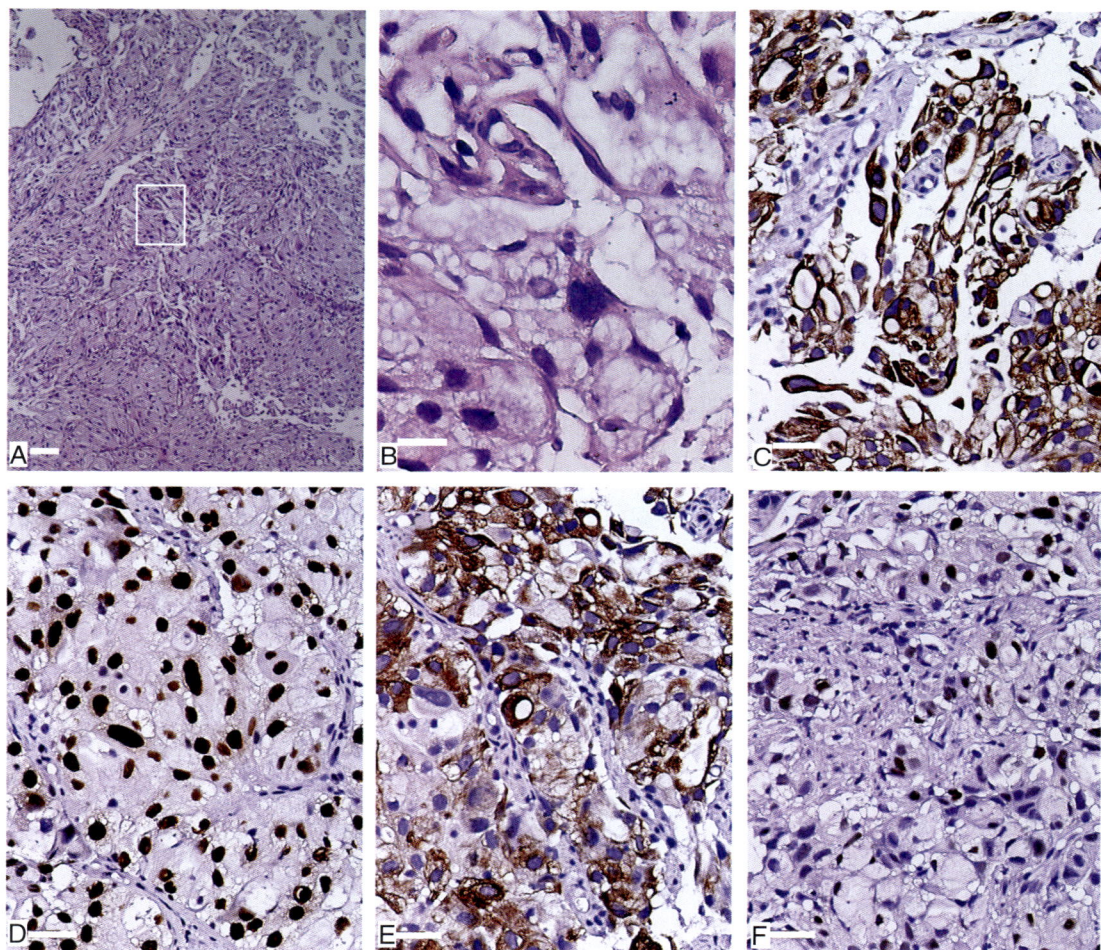

Fig.19-2　Microscopic examination of bronchoscopic biopsy from the nodule in the left lower lobe of the patient in Figure 1 showed poorly differentiated adenosquamouscarcinoma in the small biopsy sample.（A）Hematoxylin and eosin staining, scale bar = 200 lm, with magnification of the rectangle in（B）（scale bar = 40μm）.Immunohistochemical staining of the biopsy（scale bar = 40μm）showed that the tumor was positive for（C）CK7,（D）TTF-1,（E）CK5/6, and（F）P63

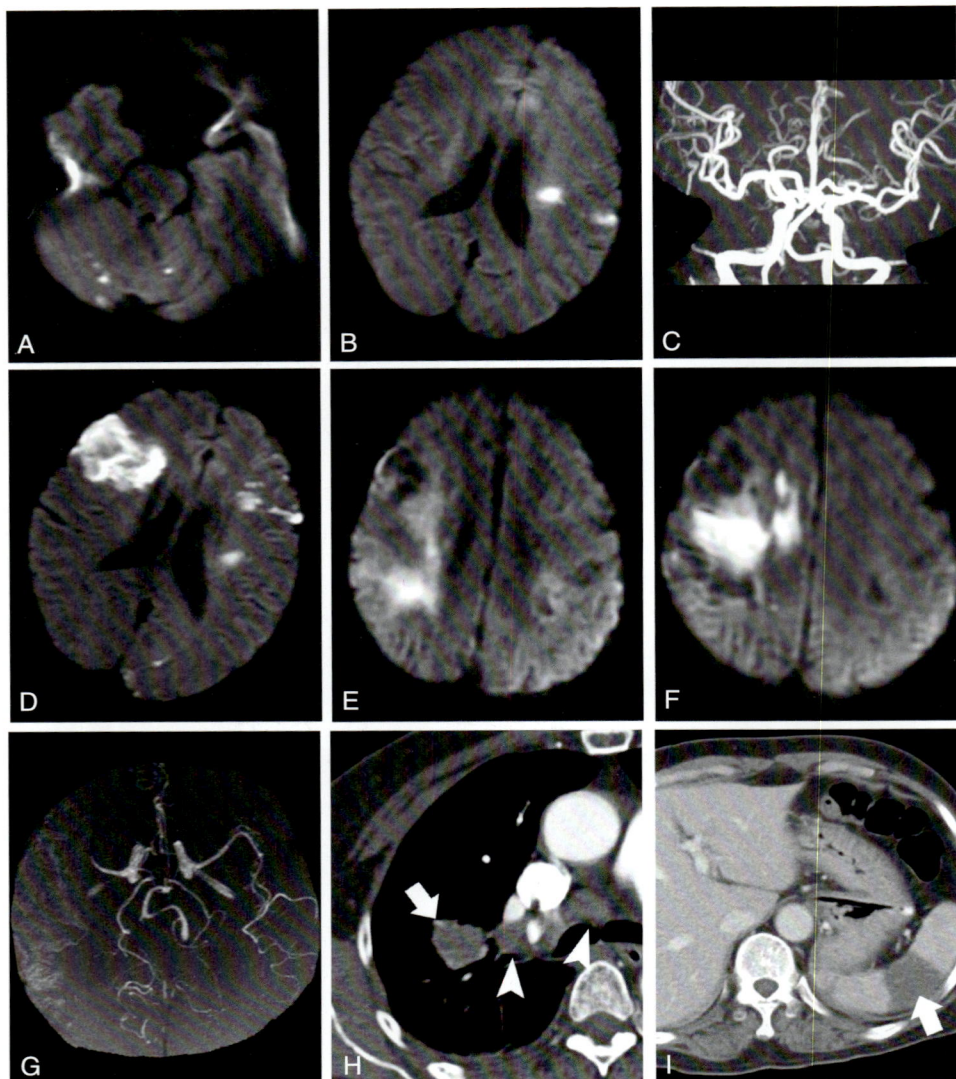

Fig.19-3 Typical example of unconventional stroke with occult peripheral lung cancer. A 62-year-old woman was diagnosed with peripheral lung cancer 21 days after stroke. A、B. Initial axial diffusion weighted imaging（DWI）5 hours after the onset of right side hemiparesis and numbness showing multiple small lesions in the posterior circulationterritory and the left middle cerebral artery（MCA）territory. C. Magnetic resonance angiography（MRA）revealed no significant stenosis or occlusion of the major intracranialarterial vasculature. D. Twelve days later, repeat axial DWI performed 13 hours after onset of new left side hemiparesis demonstrated multiple new small and large lesions in the posterior circulation territory and both the left and right MCA territory. E. Eighteen days later, follow-up axial DWI showed newly developed infarction in the right MCA territory, however no new symptoms had been reported. F. One month later, axial DWI showed multiple new lesions in the right anterior cerebral artery（ACA）, MCA and posterior cerebral artery（PCA）territory after 5 days of left side complete hemiplegia. G. MRA demonstrated occlusion of M1 of right MCA, A1 of left ACA, A2 of right ACA, P1of both PCA, V3 of the left vertebral artery（VA）and V2 of the right VA stenosis. H. Twenty-one days after stroke, contrast-enhanced axial CT scan of the chest shows a24 mm × 23 mm heterogeneously enhancing nodule in the right upper lobe（white arrow）and hilar and mediastinal lymph nodes（white arrowheads）enlargement. I. Contrast-enhanced axial CT scan of the abdomen demonstrated the wedge-shaped region of decreased radio density with clear border and no enhancement within the spleen,representing the area of infarction（white arrow）

Outcome

Of the 13 patients, one died 1 month after and one died 2 months after their first-ever stroke. For the survivors, two patients had neurological improvement, two had returned to the same baseline function before their first-ever stroke, and seven had neurological worsening at 3 months after their first-ever stroke. The mean NIHSS score （13 ± SD 9.05, median 13, range 3~30） at 3 months after the first-ever stroke was significantly higher than that at time of admission for first-ever stroke （$P<0.01$）. The modified Rankin Scale score of the survivors was 3.27 ± 1.35.

第二节 神经内科专科意见

肿瘤患者中约有 15% 合并脑血管病 [1]，其中肺癌是导致卒中最常见的原发性肿瘤，约占缺血性卒中患者的 30% [2]，出血性卒中患者的 14%[3]。隐匿性肺癌相关脑梗死的临床报道较少，且都关注于首发症状，对于复发性脑梗死研究罕见，本文从隐匿性肺癌相关脑梗死影像学上的梗死灶大小、数量、血管区分布以及临床表现、肿瘤亚型等角度研究其与患者复发率、死亡率和预后的关系，填补了目前研究的空白。

隐匿性肺癌是指未被诊断出的肺癌或者在脑梗死住院期间被诊断出的肺癌。本文回顾性收集了 13 例隐匿性肺癌相关脑梗死患者（男性 5 位，女性 8 位），平均年龄为 58.54 ± 8.72 岁，中央型肺癌 6 例，周围型肺癌 7 例。根据病理学分型，腺癌 8 例（62%），鳞癌 4 例（31%），腺鳞癌 1 例（8%），提示进展期肺腺癌更易导致肿瘤相关脑梗死。所有患者的 D- 二聚体水平波动于 1.92~8.95μg/mL，较正常有明显升高。初发脑梗死患者最常见的临床表现为偏瘫（62%）、感觉减退（38%）及视觉障碍（23%）。92% 的患者 3 个月内复发卒中，其中 31% 复发 1 次，62% 复发 2 次以上；25% 的患者在首次卒中后 7 天内复发卒中，33% 在 2 周至 1 个月内复发，17% 在 2 个月内复发，17% 超过 2 个月再复发，提示隐匿性肺癌相关脑梗死复发常见，且复发较早。复发的患者中，首发症状最常见的是轻偏瘫（42%），其次为偏瘫（38%）、失语 / 构音障碍（33%），与初发卒中略有不同。

一例 44 岁的女性患者在脑梗死后 7 天被诊断为隐匿性肺癌，接受了 1 个疗程的化疗，在 3 个月内复发卒中 2 次。另一例 62 岁的女性患者在脑梗死后 21 天被诊断为隐匿性肺癌，未接受任何肺癌相关治疗，在 3 个月内复发卒中 4 次。两例患者均无血管危险因素，提示积极治疗隐匿性肺癌可能能改善患者的复发次数。

以肿瘤为病因的卒中影像学表现往往是多血管区的多发病灶（70.3%），而经典的动脉粥样硬化型或心源性脑栓塞多表现为单血管区的单发或多发病灶（79.4%）[4]。本文的研究结果与既往研究结果一致，并且进一步发现在复发性卒中患者中，累及多血管区的比例更高，提示更多大血管受累。最常见的血管区是大脑中动脉区，其次为前循环与后循环。大部分患者在初次卒中时 MRA 无明显狭窄，而再发卒中后 MRA 显示多血管狭窄或闭塞，提示与肿瘤相关高凝状态、癌栓栓塞、肿瘤坏死因子及白介素释放导致血管内皮损伤等原因相关 [5-8]。本研究发现 69% 的患者预后不良，患者的预后与卒中复发和肿瘤转移有关，无远处转移，手术较早的患者预后相对较好。尽管所有的患者均接受了抗血小板治疗或抗凝治疗，患者卒中复发风险并未改善。因此对于隐匿性肺癌相关脑梗死患者，若患者一般情况允许，早期进行手术、化疗和放疗是首选。

隐匿性肺癌相关脑梗死极易复发，累及脑血管区范围广泛，肿瘤的恶性程度、治疗方式、是否使用抗凝治疗、血管狭窄 / 闭塞范围、D- 二聚体水平都会影响卒中的复发和预后。对于多血管区多发病灶的脑梗死患者，应考虑到隐匿性肺癌的可能，早期行胸部、腹部增强 CT 以明确诊断及肿瘤恶性程度、转移范围等。

对于隐匿性肺癌相关脑梗死，二级预防包括针对隐匿性肺癌的手术、化疗、放疗等治疗应当尽快开展，而抗血小板治疗或抗凝治疗对于这种类型的脑梗死复发预防往往收效不佳。

参考文献

[1] Arboix A. Cerebrovascular disease in the cancer patient. Rev Neurol, 2000，31：1250–1252.

[2] Cestari DM, Weine DM, Panageas KS, et al. Stroke in patients with cancer:incidence and etiology. Neurology, 2004，62：2025–2030.

[3] Navi BB, Reichman JS, Berlin D, et al. Intracerebral and subarachnoidhemorrhage in patients with cancer. Neurology，2010，74：494–501.

[4] Kim SG, Hong JM, Kim HY, et al. Ischemic stroke in cancer patients with and without conventional mechanisms: a multicenter study in Korea. Stroke，2010，41：798–801.

[5] Kim SJ, Park JH, Lee MJ, et al. Clues to occult cancer in patients with ischemic stroke. PLoS ONE，2012，7：e44959.

[6] Herskovitz M, Kouperberg E, Krausz MM, et al. Young patient with acute ischemic stroke due to papillary carcinoma of the thyroid. J Clin Neurosci，2012，19：1593–1594.

[7] Navi BB, DeAngelis LM, Segal AZ. Multifocal strokes as the presentation of occult lung cancer. J Neurooncol，2007，85：307–309.

[8] Rogers LR. Cerebrovascular complications in cancer patients. Neurol Clin，2003，21：167–192.

编者注：本章相关病例已发表于 Journal of Clinical Neuroscience 杂志 2015 年第 22 卷，获得作者授权后改编

第二十章

椎动脉血栓形成致意识障碍

第一节 临床摘要

病史摘要

患者男性，69 岁。主诉：意识不清 3 小时。

2016 年 9 月 15 日 12:20 许，患者活动过程中出现意识不清，摔倒在地。无恶心呕吐。无肢体抽搐，无尿便失禁。无大汗，未见活动性出血。路人发现后呼叫 120 急救中心，就诊于北京某医院，行头颅 CT 检查，诊断为"意识障碍、急性脑血管病"，给予"桂哌齐特、前列地尔"治疗后转来我院。我院急诊科行头颅核磁检查，以"昏迷、脑梗死"收入我科。

高血压病 10 多年，血压监测情况不详，目前口服"美托洛尔"治疗。9 年前发现腔隙性脑梗死，平素口服"银杏叶片、银丹心脑通胶囊、天舒胶囊、维生素 B_{12}"治疗。近半年来，自觉全身无力、视物模糊、入睡困难，口服"艾司唑仑"治疗。体重明显减轻，伴多饮、多尿，2 周前因发热就诊于北京某医院，考虑"肺部感染、肺结核不除外"，同时发现 2 型糖尿病，给予"阿卡波糖"治疗，曾携胸片就诊于北京胸科医院，考虑"肺结核可能性大"。对磺胺类、水杨酸

类过敏。否认食物过敏史。有长期吸烟史，已戒烟。

体格检查

T：35.5℃；P：88次/分；R：22次/分；BP：138/92mmHg。发育正常，营养中等，平车推入病房。双小腿可见散在褐色色素沉着，周身浅表淋巴结未触及肿大。头颅无畸形。眼睑无水肿，巩膜无黄染，结膜无充血。口唇无发绀，咽部未窥及。双肺呼吸音粗，未闻及干湿性啰音。心率88次/分，律齐，各瓣膜听诊区未闻及杂音。腹软，无肌紧张，双下肢无指凹性浮肿。

神经专科检查

中度昏迷，压眶有皱眉，查体不合作。双侧瞳孔直径1mm，双眼球固定，无眼震、眼球浮动，眼底未窥入。额纹对称，双侧鼻唇沟无变浅，伸舌不合作。颈软，无抵抗。Kernig征（–）。四肢肌张力减低，四肢未见运动，双侧肌腱反射消失。双侧Babinski、查多克征（Chaddock）未引出。

辅助检查

1. **头颅MRA** 2016年9月15日检查示：脑内血管明显弥漫性动脉硬化改变，左侧颈内动脉C1~C2段局部血管狭窄，狭窄程度为50%~70%，左侧颈内动脉狭窄区可疑微小动脉瘤改变；脑内多发性腔隙性脑梗死灶，累及脑干，病灶较陈旧；轻度鼻旁窦炎。

2. **头颅CT** 2016年9月15日检查示右侧基底节区陈旧性腔隙性脑梗死，弥漫性脑萎缩。

3. 治疗前 DSA 示：左侧椎动脉 V4 血栓形成（图 20-1）。

4. 治疗后 DSA 示：左侧椎动脉溶栓治疗后复查造影提示左侧椎动脉 V4
段通畅（图 20-2）。

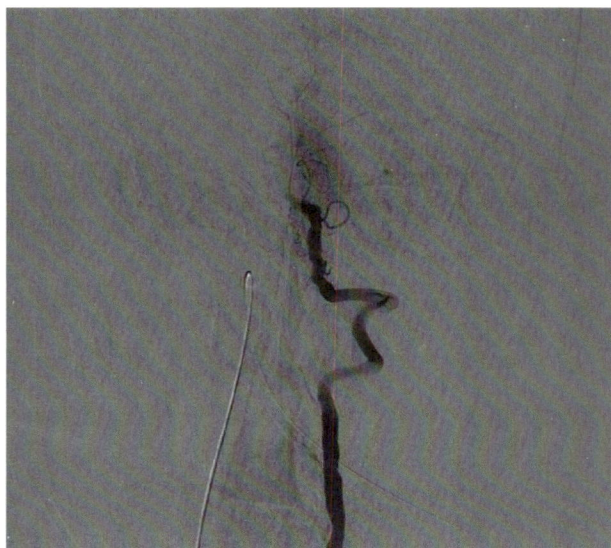

图 20-1 （DSA）左侧椎动脉 V4 血栓形成

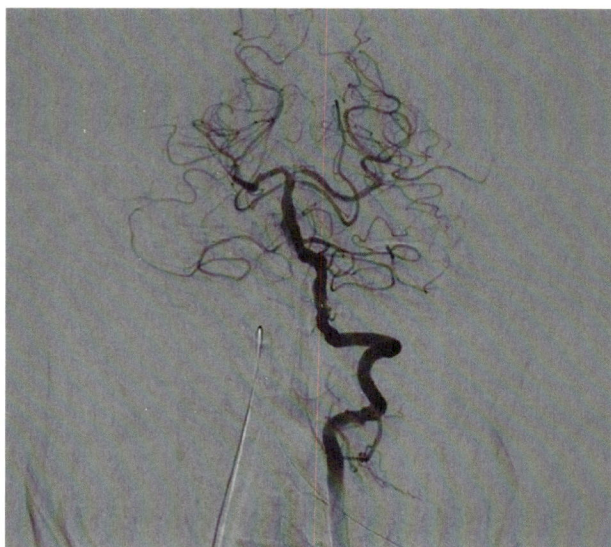

图 20-2 （DSA）左侧椎动脉溶栓治疗后复查造影提示：左侧椎动脉 V4 段通畅

治疗经过

入院当日行全脑血管造影加动脉溶栓，术中见左侧颈内动脉末端重度狭窄，左侧椎动脉开口重度狭窄，左侧大脑后动脉P1段重度狭窄，行LV4局部血栓形成抗栓治疗（阿替普酶20mg）。术后给予瑞舒伐他汀降血脂，胰岛素降血糖，尤瑞克林改善微循环，醒脑静醒脑开窍，依达拉奉清除氧自由基，异烟肼与左氧氟沙星抗结核等治疗。2016年9月17日患者意识障碍减轻，为昏睡。查胸部CT：双肺多发结节影，性质待定：①肺浸润型肺结核；②占位性病变。双肺坠积性炎症，右肺下叶不张。主动脉硬化。右侧胸腔积液。痰培养：草绿色链球菌、卡他尔球菌。患者间断发热，给予复方氨林巴比妥、赖氨酸阿司匹林治疗。完善胸部增强CT：双肺多发结节影，性质：①陈旧性结核病灶；②占位性病变不除外。双侧胸腔积液，右侧明显，部分包裹，左侧累及叶间。双肺坠积性炎症，右肺下叶不张。主动脉硬化。考虑陈旧性肺结核可能性大、双肺占位性病变不除外，给予左氧氟沙星、哌拉西林/他唑巴坦抗感染治疗。患者家属携片到中国人民解放军第三〇九医院结核科会诊，考虑陈旧性肺结核。2016年9月23日行胸膜腔穿刺术，化验胸腔积液：淡黄色清亮，细胞总数2 000mm^3，白细胞数1 500mm^3，多核15%，单核85%，蛋白定性（+），总蛋白47.8g/L，白蛋白24.6g/L，球蛋白23.2g/L，白/球比例1.06，乳酸脱氢酶402U/L，葡萄糖3.19mmol/L，淀粉酶23U/L，Na$^+$133mmol/L，K$^+$3.54mmol/L，Cl$^-$102.4mmol/L。2016年9月23日患者神志转清醒。查体：神志清楚，言语欠流利，查体欠合作。双眼球运动自如，无眼震。额纹对称。双侧鼻唇沟无变浅，伸舌居中。四肢肌张力正常，肌力检查不合作，四肢可见自主运动。双侧肌腱反射消失，双侧病理征未引出。2016年9月28日晚出现躁动，伴谵语，入睡困难。给予佐匹克隆、酒石酸唑吡坦治疗后无改善，给予苯巴比妥注射液治疗，患者躁动、谵语逐渐缓解。考虑抗生素副作用不除外，停左氧氟沙星，未再出现躁动、谵语。复查胸部CT提示双肺炎症减轻，双侧胸腔积液明显吸收。住院治疗25天，症状好转，转院治疗。

出院时情况：患者偶有咳嗽、咳痰，无发热。查体：神志清楚，言语流利。查体合作，双眼球运动自如，无眼震。额纹对称。双侧鼻唇沟无变浅，伸舌居中。四肢肌张力正常，肌力5级。双侧肌腱反射消失，双侧病理征未引出。

最终诊断

1. 脑梗死（左椎动脉V4段血栓形成）
2. 高血压病
3. 高脂血症
4. 2型糖尿病
5. 左侧颈内动脉末端重度狭窄

    左侧椎动脉开口重度狭窄

    左侧大脑后动脉P1段重度狭窄

6. 肺部感染

    陈旧性肺结核可能性大

    双肺占位性病变不除外

7. 焦虑状态

    睡眠障碍

第二节 神经内科专科意见

该患者有高血压病、2型糖尿病史。本次入院以意识障碍为主要表现，急性起病。已在外院化验快速血糖除外低血糖症，首先考虑急性脑血管病。根据查体结果，考虑脑干病变，但头颅CT未见颅内出血病灶，头颅MRI未见新发梗死病灶，考虑基底动脉急性闭塞。患者入院前 2 周曾出现发热，查胸部 CT 提示"肺部感染，不除外肺结核"。老年性肺炎临床表现不典型，常无咳嗽、咳痰、发热、胸痛等症状，可以消化道、心血管系统、神经精神症状为首发表现，或者原有基础疾病不明原因加重[1]，这种情况下有可能转向肺部感染的治疗，甚至肺结核的诊断、治疗而延误病情。

由后循环大动脉闭塞导致的严重卒中且不适合静脉溶栓的患者，经过严格选择后可在有条件的单位进行动脉溶栓[2]。如果无法进行无创动脉影像，在症状发生最初 3 小时内 NIHSS 评分 ≥ 9 分或者在 3~6 小时 NIHSS 评分 ≥ 7 分，则强烈提示颅内大动脉闭塞。因此，急诊无创颈部和颅内动脉的影像检查在确定适合急性机械取栓患者时有显著的优势，并且没有特殊的禁忌证[3]。患者双肺病变性质待定，给予静脉溶栓有可能出现活动性肺出血。在这种情况下，选择为患者行全脑血管造影术，术中见左侧椎动脉 V4 段血栓形成，给予动脉溶栓后造影提示左侧椎动脉通畅。术后除给予积极的抗血栓治疗外，完善胸部增强 CT 检查，证明肺部病变并非活动性肺结核。给予抗炎治疗后，患者病情得到改善，意识转为清醒，体温下降，胸腔积液逐渐减少。

本病例存在脑血管病的高危因素：老年、高血压病、2 型糖尿病，同时有肺部感染，出现发热后 2 周内没有得到积极治疗，导致患者血液浓缩、血栓形成。老年患者常常同时存在多种疾病，病情复杂，需要医务工作者思维缜密而不延误病情。同时，本病例能否通过其他无创、更加经济的检查手段明确血栓形成的诊断，若肺部病变诊断明确，能否通过静脉溶栓达到治疗疾病的目的，这一点值得探讨。

参考文献

[1] 杜娟，高占成.社区获得性肺炎 255 例治疗与国外指南推荐方案对比研究.中国实用内科杂志，2006, 26（3）：183–186.

[2] 中华医学会神经病学分会，中华医学会神经病学分会脑血管病学组.中国急性缺血性卒中诊治指南（2014）.中华神经科杂志,2015,48（4）：246–257.

[3] 中国卒中学会，中国卒中学会神经介入分会，中华预防医学会卒中预防与控制专业委员会介入学组.急性缺血性卒中血管内治疗中国指南 2015.中国卒中杂志，2015, 10（7）：590–606.

第二十一章

大脑中动脉重度狭窄致急性脑梗死

第一节 临床资料

病史摘要

患者女性，49岁，发作性左侧肢体无力2天。

2014年3月3日下午7：30左右，患者于晚饭后突然出现左侧肢体无力，表现为左侧肢体完全瘫痪，活动不能，不能独自站立，需家人搀扶，同时出现左侧口角偏斜，言语含糊不清。无感觉异常，无头晕、呕吐，立即平卧休息，大约30分钟后症状逐渐缓解，后完全恢复正常，未予诊治。2014年3月4日上午7：30再次出现上述症状，持续约半小时方有好转。立即来我院就诊，测血压170/105mmHg，口服硝苯地平缓释片10mg，急诊查头部CT：未见出血灶及低密度灶，给予醒脑静及依达拉奉静脉滴注，口服阿托伐他汀20mg、波立维75mg治疗。2014年3月5日晨起患者再次出现左侧肢体力弱，持续3~5分钟后完全恢复。急诊以"短暂性脑缺血发作"收住院。

既往有高血压病史 10 余年，血压最高至 180/100mmHg。8 年前口服贝那普利片 10mg，每天 1 次控制，平日监测血压 135/80mmHg 左右。1 年前血压波动不稳，给予口服硝苯地平缓释片 20mg，每天 2 次，厄贝沙坦氢氯噻嗪片 150mg，每天 1 次控制，发病前血压控制良好。否认糖尿病、冠心病、高脂血症病史。否认药物、食物过敏史。否认肝炎、结核、SARS、禽流感史及密切接触史。

个人及家族史：平素生活较规律，无吸烟、饮酒史。父亲有高血压病，因肝硬化去世。母亲因冠心病去世，兄弟姐妹 6 人均有高血压病，否认其他家族遗传病史及类似疾病史。

体格检查

血压：右上肢 145/80mmHg，左上肢 140/80mmHg。心肺听诊无明显异常。眼动脉、颈动脉、椎动脉、锁骨下动脉未闻及明显杂音。心、肺、腹查体无明显异常。

神经系统检查

神志清，言语流利，记忆力、计算力、定向力基本正常。双侧瞳孔等大等圆，直径 3mm，对光反射灵敏，双眼各向运动充分，左侧鼻唇沟浅，伸舌居中。颈无抵抗，四肢肌力 5 级，肌张力正常。左侧肢体针刺感觉略减退。指鼻试验及跟膝胫试验正常，双侧掌颌反射阳性，双侧 Babinski 征（－）。NIHSS 评分 2 分。

辅助检查

1. 头颅 CT 未见出血及责任病灶。

2. **血液常规** 血常规检查正常；血免疫球蛋白 A、G、M、CRP、RF 均正常；抗 β_2-糖蛋白 1 抗体、抗心磷脂抗体、抗中性粒细胞胞浆抗体谱均正常；凝血四项 + 血浆 D-二聚体正常；血清叶酸、维生素 B_{12} 正常；尿常规：尿潜血（±），红细胞 4.6 HPF（0~4.5）↑；甲功全项：甲状腺微粒体抗体（TPO-Ab）71.50 IU/mL（0~9）↑；ANA 谱：抗线粒体 M2 型抗体（++），余抗体均（-）；糖化血红蛋白：6.2%（4.0%~6.0%）↑；生化全项：甘油三酯 1.25mmol/L（0.45~2.25mmol/L）；总胆固醇 3.45mmol/L（3.24~5.7mmol/L）；高密度脂蛋白 1.24mmol/L（1.08~1.91mmol/L）；低密度脂蛋白 1.99mmol/L（2.08~3.12mmol/L）↓；葡萄糖 4.86mmol/L（3.9~6.1mmol/L）；同型半胱氨酸 4.4μmol/L（0~10μmol/L）；*CYP2C19* 基因：1/1 基因型。

3. **头颅 MRI 平扫 +DWI** 右侧脑室旁及右侧放射冠新发梗死，双侧脑室旁腔隙性脑梗死，右侧上颌窦黏膜下囊肿（DWI 序列为图 21-1A、B）。

4. **超声心动图** 心内结构及血流未见明显异常。

5. **头颈部 CTA** 动脉硬化改变，双侧大脑中动脉重度狭窄（图 21-2C、D）。

6. **TCCD** 左侧大脑中动脉慢性闭塞性病变，右侧大脑中动脉狭窄（重度）。

7. **颈动脉超声** 双侧颈动脉内膜增厚，右侧椎动脉全程细（生理性）。

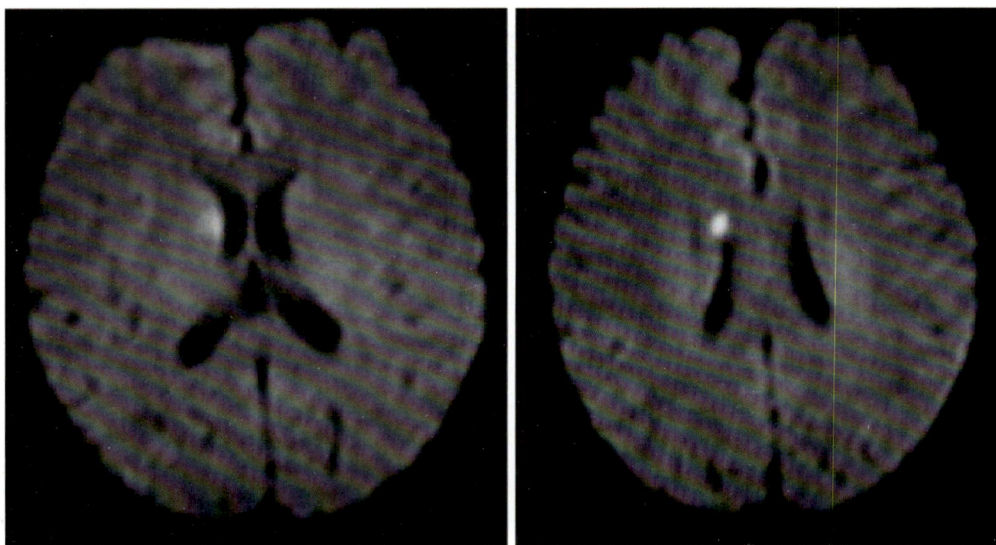

图 21-1A、B. DWI 序列

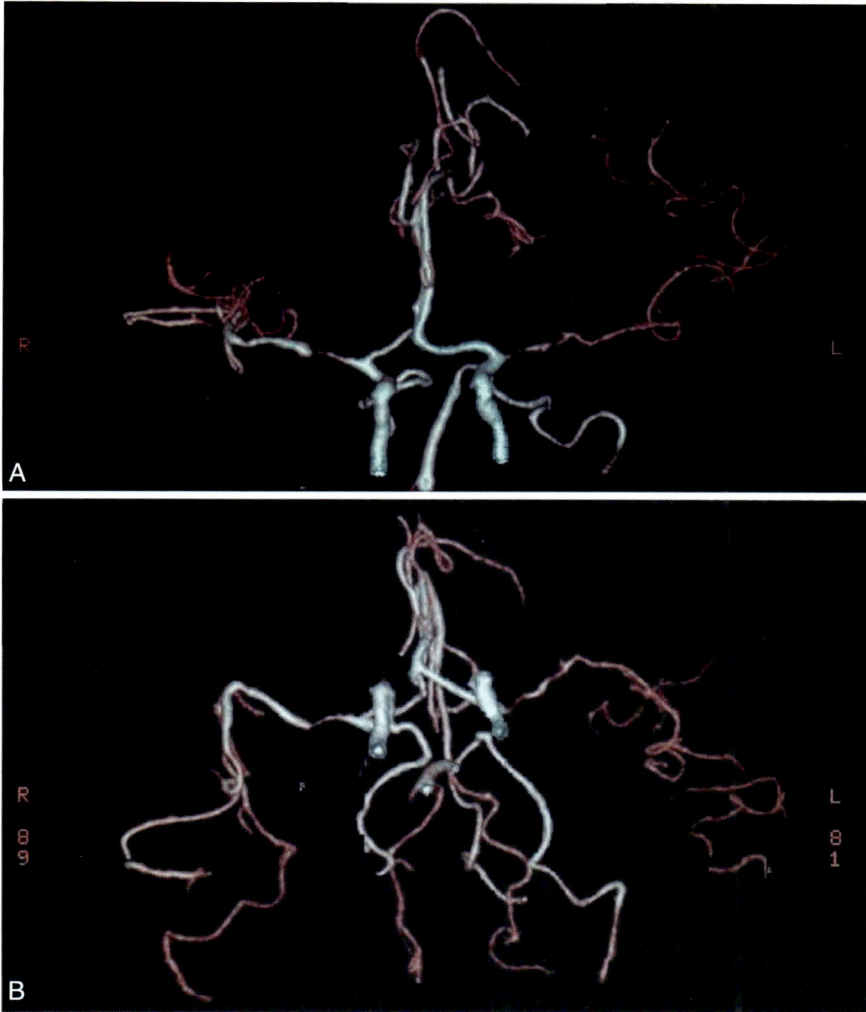

图 21-2C、D.　头颈部 CTA

8. 头部 CTP　左侧大脑中动脉供血区局部血流灌注达峰时间较对侧延迟，脑血流量和血容量较对侧大致相同。

9. 头部高分辨 MRI　左侧大脑中动脉严重狭窄，侧支循环代偿，右侧大脑中动脉重度狭窄；双侧大脑中动脉内壁斑块光滑，无破溃改变，斑块偏心方向，呈新月形，有强化。

10. 全脑血管造影术　左侧大脑中动脉 M1 段重度狭窄（无症状性），远端显影浅淡，左侧大脑前经脑膜支向左侧大脑中动脉区域代偿，右侧大脑中动脉 M1 段重度狭窄，右侧后交通开放，右侧大脑后动脉区域供血（图 21-3 分别为

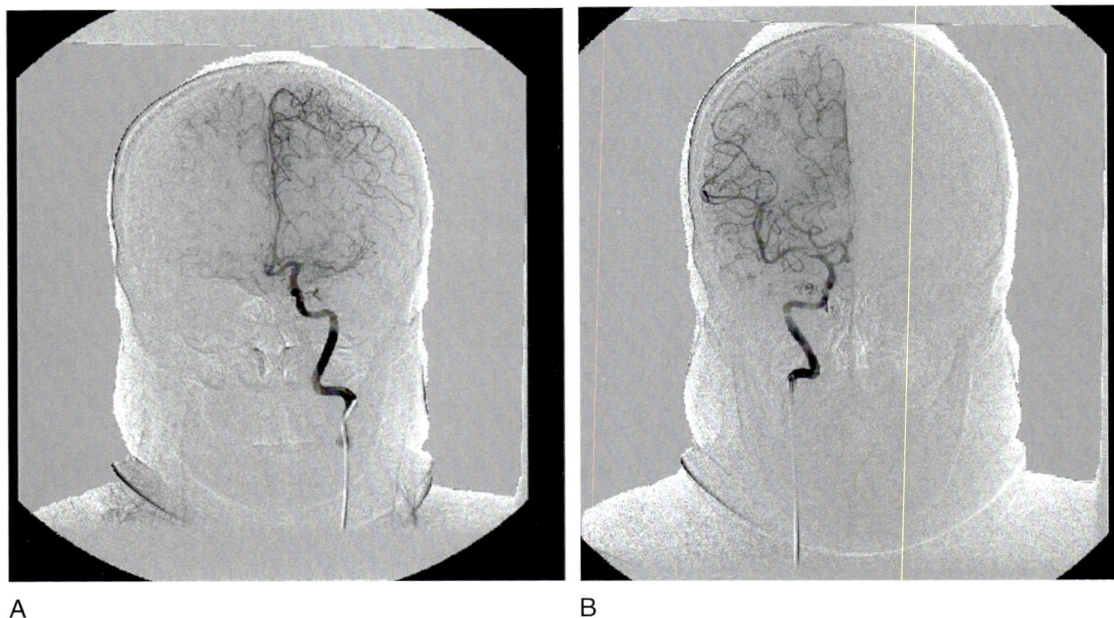

图 21-3A、B. 全脑血管造景

左侧颈内动脉和右侧颈内动脉显影）。

诊疗经过

　　患者入院后完善各项相关检查如血尿粪常规、生化全项、凝血四项、糖化血红蛋白、血同型半胱氨酸、乙肝五项、抗心磷脂抗体、心脏超声等查找卒中危险因素。查 TCCD、颈部血管超声、头颈 CTA、CTP 等血管检查，评估脑梗死责任血管以及颅内外血管病变情况及侧支循环代偿情况。头部 MRI+DWI 检查明确颅内病灶情况。入院后予以抗血小板聚集：波立维 75mg，每天 1 次；调脂稳定斑块：阿托伐他汀 20mg，每晚 1 次，普罗布考 0.5g，每天 2 次；改善循环：舒血宁 20mL，每天 1 次；清除自由基：依达拉奉 30mg，每天 2 次；降压：口服硝苯地平缓释片 10mg，每天 2 次控制血压，保证血压控制在 130/80mmHg 左右。入院后患者未再发作左侧肢体无力，仅遗留左上肢远端麻木，病情好转后予以出院，出院后继续药物治疗。

最终诊断

1. **急性脑梗死（右侧侧脑室旁、右侧放射冠）**

   TOAST 分型：大动脉粥样硬化型；

   OCSP 分型：部分前循环梗死（PACI）

2. **脑动脉多发狭窄（双侧大脑中 M1 段重度狭窄）**

3. **高血压病 3 级　极高危组**

第二节 神经内科专科意见

该病例的特殊性在于为 TIA 反复发作 3 次患者。入院后患者的头颅 MR 提示右侧侧脑室旁、右侧放射冠急性脑梗死，入院后使用氯吡格雷抗血小板，强化降脂，改善循环等治疗，患者病情好转。CTA 提示双侧大脑中动脉 M1 段重度狭窄，说明患者双侧前循环血管条件差。TCCD 提示左侧大脑中动脉慢性闭塞改变，右侧大脑中动脉重度狭窄。患者的责任病灶在右侧，责任血管为右侧大脑中动脉，左侧大脑中动脉为无症状性血管狭窄。根据患者既往有高血压等卒中等危险因素，提示此次发病的原因为大动脉粥样硬化导致大血管狭窄，对侧血管无法代偿。患者入院后使用舒血宁和依达拉奉改善侧支循环及脑代谢，行 CT 灌注成像、高清 MRI 和脑血管造影明确血管情况。头部高分辨 MRI 提示左侧大脑中动脉严重狭窄，侧支循环代偿，与超声提示左侧大脑中动脉慢性闭塞相一致，说明患者已建立良好的侧支循环，因此本次发病左侧未出现梗死灶，为无症状性动脉狭窄。而右侧大脑中动脉重度狭窄，侧支循环供应不足，血供代偿失平衡，在右侧室旁和右半卵圆中心出现斑片状梗死灶，为大动脉狭窄导致的远端穿支供血不足导致；双侧大脑中动脉内壁斑块光滑，无破溃改变，斑块偏心方向、呈新月形、有强化，提示斑块性质为动脉粥样硬化性可能性大。全脑血管造影术进一步提示，左侧大脑中动脉 M1 段重度狭窄（无症状性），左侧大脑前经脑膜支向左侧大脑中动脉区域代偿。右侧大脑中动脉 M1 段重度狭窄，右侧后交通开放，说明右侧后向前进行代偿，然而因为侧支循环建立不充分，仍造成梗死灶形成。

该患者的并发症包括高血压 3 级，极高危。患者发病后口服硝苯地平缓释片 10mg，每天 2 次，血压控制在 130/80mmHg 左右，根据 AHA 关于急性缺血性卒中的治疗指南，认为大多数急性期卒中患者不需要给予抗高血压药物。如果使用降压药物，应首选口服降压药物。对于血压明显升高的患者平均血压 >110mmHg 或收缩压 >200mmHg，建议谨慎给予降压药物。患者发病前一直口服降压药控制血压，且血压有波动不稳现象，此次发病后可口服药物平稳降压。

患者的右侧大脑中动脉症状性狭窄，导致急性梗死灶形成，根据宣武医院凌峰团队的研究，对症状性大脑中动脉狭窄的低危华人，血管内治疗和药物治疗同样安全，但不会更好。高血压史增加缺血性事件再发的风险。本例患者应先积极用药物控制，不应先寻求血管内治疗，同时应控制血压。高血压合并脑动脉狭窄时如何降压往往也是治疗的关键问题。根据中国缺血性卒中和短暂性脑缺血发作二级预防指南[1]，由于颅内大动脉粥样硬化性狭窄（狭窄率 70%~99%）导致的缺血性卒中或 TIA 患者，推荐收缩压降至 140mmHg 以下，舒张压降至 90mmHg 以下。因此病情稳定后启动降压治疗，平稳降压显得尤为重要。

本组病例的处理较为妥当，对于反复 TIA 发作患者应积极寻找是否存在新发梗死灶以及责任血管病变原因。经过血管评估发现患者的前循环血管条件差，予以抗血小板、强化降脂、改善循环治疗后病情好转，出院后继续药物控制，如发作控制不佳，继续增大抗血小板用药强度，药物控制效果差可考虑血管内治疗。患者有高血压危险因素，应平稳降压控制[2]。

参考文献

[1] 中华医学会神经病学分会脑血管病学组，缺血性脑卒中二级预防指南撰写组 . 中国缺血性脑卒中和短暂性脑缺血发作二级预防指南 2014. 中华神经科杂志，2015，48（4）：154-160.

[2] Miao Z, Jiang L, Wu H, et al. Randomized controlled trial of symptomatic middle cerebral artery stenosis: endovascular versus medical therapy in a Chinese population. *Stroke*, 2012, 43(12):3284-3290.

第二十二章

尤瑞克林——急性缺血性卒中治疗领域的新突破

第一节 尤瑞克林简介

急性脑血管疾病是引起人类死亡的前三位原因，其发病率高、致残率高、死亡率高、并发症多，其中急性脑梗死占有重要的比例，而对这一严重威胁人类健康的疾病，目前有效治疗手段较少。因此寻找有效的治疗方法是全球医学界关注的焦点和难题。

注射用尤瑞克林（商品名凯力康®），即人尿激肽原酶，是从健康男性尿液中提取的糖蛋白，分子量约43 000kDa（1kDa=1000摩尔质量），通过激肽原酶－激肽系统（KKS）发挥多种功能。尤瑞克林的原料药和注射剂是由广东天普生化医药股份有限公司申报的国家一类新药，天普公司拥有该项目的自主知识产权。发明专利"人尿激肽原酶在制备治疗和预防脑梗死药物中的应用"已经获得国家知识产权局专利授权（专利号021167834）。天普公司自1993年开始对尤瑞克林进行研究，开发该药用于急性脑梗死的治疗。1993年，尤瑞克林项目被国家科委列入国家新药研发重中之重的"1035工程"；1999年，该药获国家药品监督管理局颁发"I类新药"临床研究批件；2002年，国家科技部将尤瑞克林的临床研究列入国家高技术研究发展计划（863计划）课题进行重点支持。2005年10月尤瑞克林获得国家食品药品监督管理局的新药证书和生产批件，批准的适应证为轻中度血栓性急性脑梗死[1]。

第二节 激肽原酶 – 激肽系统简介

KKS是1909年被Abelous发现的，在过去的50年中共发表3万篇论文，由激肽原、激肽原酶、激肽、激肽受体和激肽降解酶组成。KKS参与人体的多种生理机制，并与人体的补体系统，RAS系统，出凝血系统等进行关联，从而在人体发挥多种生理功能如血压，血管新生，伤口愈合，心脏及肾脏损伤等（图20-1、20-2）。研究发现，脑缺血后缺血组织激肽受体表达上调，激肽原酶、激肽一过性升高，表明KKS参与脑缺血的病理生理学过程。KKS系统成分表达在脑组织，暗示其与神经系统的相关性[2]。

第三节 尤瑞克林的作用机制

尤瑞克林是正常人体产生的生理活性物质，能作用于激肽原产生激肽。激肽与血管内皮细胞的受体（B1、B2）相结合，促进一氧化氮（NO）的释放，产生血管平滑肌的舒张作用。在一定剂量下，尤瑞克林能选择性地扩张缺血部位细小动脉，增加缺血脑组织的血流量、改善脑微循环；促进红细胞变形能力和氧解离能力，促进组织葡萄糖利用；另外还能抑制血小板聚集和血液凝固亢进。

家兔和人鼠脑梗死模型显示该药静脉滴注能抑制病灶部位梗死面积扩展，抑制脑血流；脑皮层氧分压、脑葡萄糖和氧摄取降低；减轻皮层脑电图异常，改善脑能量代谢及抑制脑功能降低。与其他扩血管药物相比，尤瑞克林扩血管作用

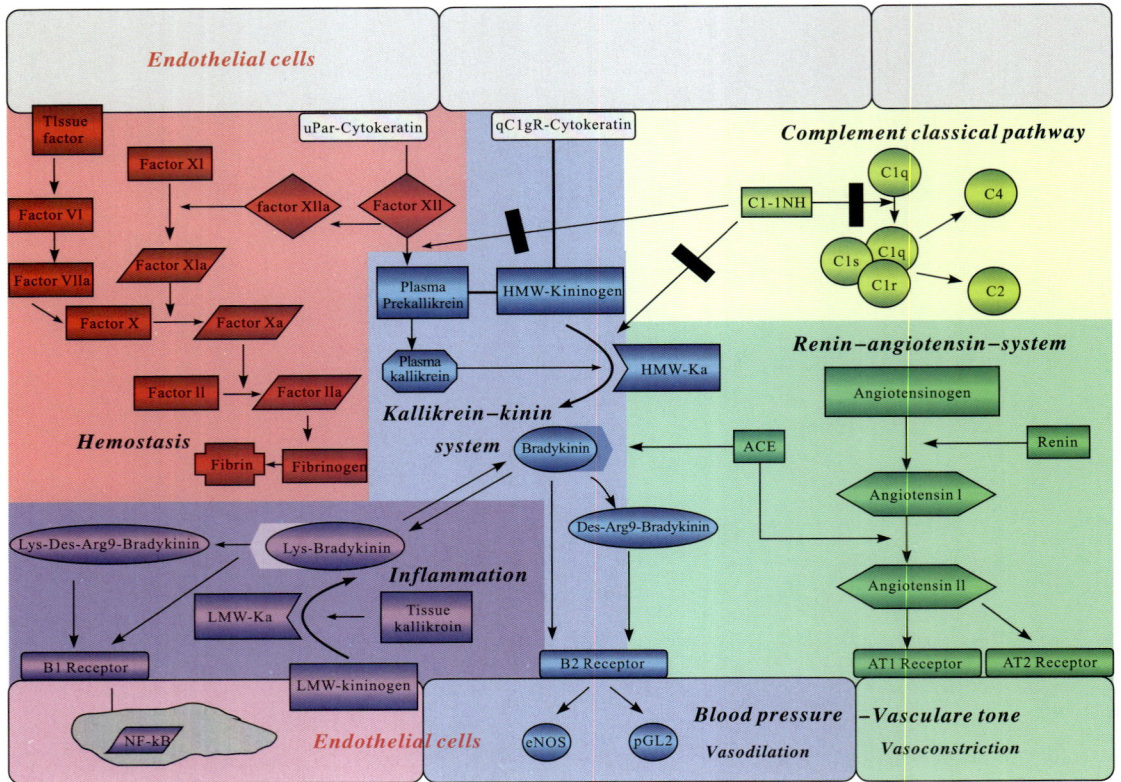

图 22-1　KKS 系统与体内其他系统的相关性

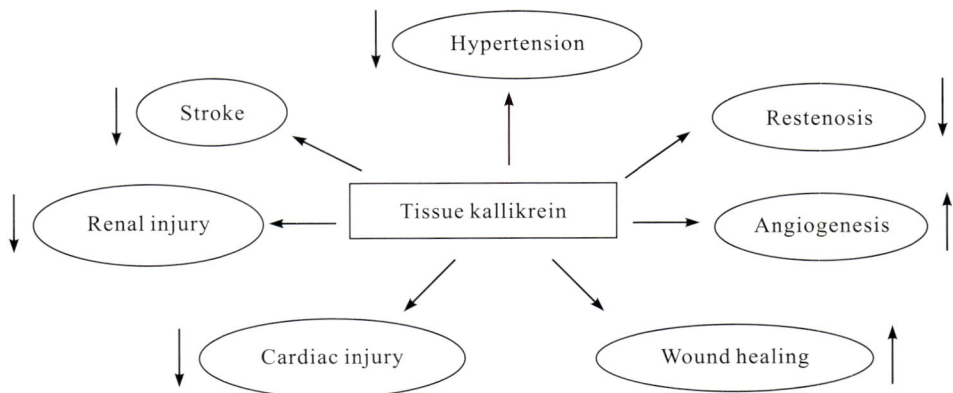

图 22-2　KKS 系统参与人体多种病理与生理功能

具有很强的选择性，选择性扩张缺血部位微血管，从而不会发生"盗血现象"。因为在急性脑梗死等出现缺血和细胞损伤时，缺血部位血管细胞被诱导生成 B1 受体，而 B1 受体在正常血管和脑组织却是低表达，尤瑞克林及相关代谢产物与 B1 受体结合，从而靶向性地使缺血脑组织的微动脉扩张。尤瑞克林上市前基础研究发现临床剂量的尤瑞克林作用于脑栓塞兔对小动脉扩管作用不明显，这种扩血管作用与尼卡地平和胞磷胆碱明显不同。尤瑞克林的扩管靶向性还表现在，正常情况下激肽在血浆的半衰期很短，仅 15~30 秒，所以无蓄积性。但在缺血部位，由于无氧代谢致使乳酸增加，而用来降解激肽的激肽酶最适的 pH 为中性，因此在局部缺血组织，激肽消除缓慢，半衰期延长，随之在病变部位的药理作用也增加。

第四节 尤瑞克林的药物代谢动力学

静脉注射尤瑞克林后血药浓度迅速上升，29 分钟达峰值（阿司匹林是 3.5 小时），快速发挥疗效，对以抢占时间为主的卒中治疗，这种药物学参数至关重要。尤瑞克林主要由肝脏代谢，注射 5 分钟后肝分布达 86%，随后被代谢成低分子产物释放到血中，主要以低分子代谢物由尿液中排出，24 小时重复注射药代动力学无差异，药物在体内无积蓄，健康成人 30 分钟静脉滴注后血药浓度迅速下降，曲线（C）30 分钟、曲线下面积（AUC）0~180 分钟与给药剂量呈正相关，$T_{1/2}\beta$ 为 156~197 分钟[3]。

第五节 尤瑞克林的药物相互作用

尤瑞克林对脑梗死伴血压升高患者的血压有轻微影响，以用药的前10分钟影响明显，能引起血压轻微下降。血管紧张素转化酶（ACE）即激肽酶Ⅱ，是一种非特异性酶，除可使血管紧张素Ⅰ（AngⅠ）转换成血管紧张素Ⅱ（AngⅡ）外，还可催化缓激肽等肽类扩血管物质的降解，故血管紧张素转化酶抑制剂（ACEI）类降压药物能增加血液缓激肽和胰激肽浓度，从而导致协同降压作用，对血压不稳定的患者来说在应用尤瑞克林时需要特别注意是否同时合并使用ACEI类药物。

第六节 尤瑞克林的临床研究

1.Ⅰ期试验[1-2] 2000年4月至2000年6月，在浙江大学医学院附属第二医院完成了尤瑞克林用于健康志愿者Ⅰ期临床多剂量耐受性试验，初始剂量定为0.075PNAU,30名健康志愿者共分6个剂量组，每组试验间隔时间为1周,剂量分别为每天0.075PNAU、0.15PNAU、0.30PNAU、0.45PNAU、0.60PNAU、0.75PNAU药物溶解到50mL生理盐水中，微泵静注30分钟。用药前5天内、用药后24小时、3天进行检查。结果显示正常志愿者静脉滴注0.30PNAU以下剂量无明显不良反应，应视为安全范围;0.45~0.75PNAU（每次3~5支）虽无严重不良反应但反应有所增加，宜慎用。

2.Ⅱ期临床试验 从2002年6月至2003年11月在浙江大学医学院第二附属医院、复旦大学医学院附属华山医院、首都医科大学北京友谊医院、武汉大学人民医院、四川大学华西医院、青岛大学医学院附属医院等6家中心内进行，研究采用多中心随机双盲合用基础治疗的2:1安慰剂平行对照方法进行设计。入组标准包括：轻度和中度颈动脉系统首发完全型血栓性脑梗死，包括半年前有卒中史但症状已完全缓解者，18~75岁，起病48小时以内，神经功能缺损评分（NDS）即欧洲卒中量表（ESS）评分的意识分 >6分；ESS总分在40~80分；脑CT排除出血可能。治疗方案为曲克芦丁治疗的基础上加尤瑞克林，对照组采用安慰剂。具体治疗方案为1分子试验组尤瑞克林0.15 PNAU（1支）加入生理盐水50mL或100mL内静脉滴注，每天1次（半小时滴完，最好用微泵），21天为一个疗程。以ESS增分率为主要指标评定即刻疗效，并在治疗后3个月时进行生存随访和日常生活活动能力（ADL）随访。共入组病例203例，试验组134例，对照组69例。ITT数据集分析的病例为199例，其中试验组132例，对照组67例。治疗后3周主要疗效指标ESS的疗效比较，试验组有效率为70.45%，而对照组为47.76%，差异具有统计学意义（$P<0.05$）。治疗后3周次要疗效指标ADL的有效率为试验组70.46%，而对照组为49.25%，差异具有统计学意义（$P<0.05$）。不良反应中较常见的是注射后出现颜面潮红同时可伴有结膜充血、心悸、心动过速、胸闷等，但程度较轻，有1例在治疗后第7天复查MRI时发现梗死灶内有出血点。

3. 注册III期研究[3]　2003年9月至2004年12月在15个中心采用随机、双盲、合用基础治疗的3:1安慰剂平行对照。入组年龄18~75岁，ESS 40~80分；起病48小时内的轻中度颈动脉系统首发完全性血栓性脑梗死患者；经头颅CT排除脑出血；排除标准为：75岁以上，ESS评分中意识水平 ≤ 6分，心源性栓塞，进展型脑梗死和椎-基底动脉系统血栓形成。以 α =0.05，把握度0.80，按符合方案集（PP集）的ESS有效率尤瑞克林组60%，安慰剂组40%估计样本量。最后入组尤瑞克林组的有360例，安慰剂组120例。全部病例均用羟乙基芦丁（曲克芦丁）作为基础用药，治疗期间禁用类固醇及其他脑梗死药物。主要观察指标：①神经功能缺损指标采用ESS，治疗前、治疗中每周和治疗结束各计分1次。ADL指标采用Barthel指数（BI），除与ESS同步计分外，治疗结束后3个月再随访1次。②用药后第8天复查CT观察梗死灶有无出血。③所有患者在治疗后 3 个月时行生存随访。发生下列情况视为终止点：①死亡；②治疗第 21 天结束时，或虽未满 21 天而 ESS 评分 >90 分、ADL>95 分者。

主要疗效评价指标：ESS 增分率（图 22-3）。次要疗效指标：BI 指数（图 22-4）；严重不良事件列表（表 22-1）。

疗程结束时的即刻疗效：尤瑞克林组的有效率为 71.21%，安慰剂组为 52.59%，差异具有统计学意义。次要指标 ADL 评分计算尤瑞克林组的有效率为 69.70%，安慰剂组为 50.86%，差异具有统计学意义（$P<0.05$）；BI>75 分的患者比例分别为 69.6% 和 56.48%（$P=0.0228$）。

4. 尤瑞克林对急性期 AIS 患者肢体功能的影响[4] 入组标准为首发颈内动脉系统血栓性脑梗死患者累积上肢食指运动功能，起病 72 小时内，NIHSS 评分

ESS 增分率

$$增分率 = \frac{治疗后积分 - 治疗前积分}{100 - 治疗前积分} \times 100\%$$

➤ 把增分率分为四级来判断疗效，分级如下：
  A. 基本痊愈：增分率 86%~100%
  B. 显著进步：增分率 46%~85%
  C. 进　　步：增分率 16%~45%
  D. 无　　效：增分率 <16%

以基本痊愈和显著进步为有效，计算有效率

图 22-3　ESS 增分率

ADL 评分

A. 极严重功能缺陷：0~20 分
B. 严重功能缺陷：25~45 分
C. 中度功能缺陷：50~70 分
D. 轻度功能缺陷：75~95 分
E. 无功能缺陷：100 分

基本痊愈：无或轻度功能缺陷
显著进步：功能缺陷较治疗前提升 2 档
进　　步：功能缺陷较治疗前提升 1 档
无　　效：无提升

以基本痊愈和显著进步为有效，计算有效率

图 22-4　ADL 评分标准

表 22-1　严重不良事件汇总

	随机号	中心	组别	年龄（岁）	性别	名称	严重程度	与药物的关系	试验结束时情况
1	29	1	treat	75	男	脑梗死合并出血	轻	可能无关	存在
2	47	2	treat	63	男	脑梗死合并出血	重	可能有关	缓解
3	61	4	placebo	62	女	伴发心绞痛	轻	无关	缓解
4	75	3	treat	71	男	伴发心绞痛	重	可能有关	缓解
5	177	6	treat	68	女	呕吐	轻	可能有关	存在
6	254	8	treat	54	男	头痛, 脑梗死合并出血	重	无法判定	缓解
7	296	10	treat	75	女	胸闷	轻	可能有关	缓解
8	421	14	treat	71	男	上消化道出血	中	可能有关	缓解
9	440	14	treat	59	女	脑梗死合并出血	中	可能有关	存在

在 4~22 分，排除脑出血。排除标准包括左手优势者，曾从事音乐或计算机等行业的。常规治疗包括抗血小板聚集剂，胞磷胆碱及三七总皂甙，治疗组在上述基础上加尤瑞克林 0.15PANU，生理盐水 250mL 静脉滴注，每天 1 次，用 12~14 天。所有患者 7：00、16：00 检测双上臂血压，控制血压不高于 200/120mmHg。同时进行 BOLD-fMRI 检查，起病 14 天后进行患侧食指肌力评分，结果显示患肢对侧感觉运动皮层区（SMC）及小脑激活频率有明显差异。尤瑞克林的使用使脑梗死患者的 SMC 激活恢复更早，SMC 激活恢复的患者更多，而且能促使更多的脑细胞参与运动功能的重建和恢复。肢体功能的恢复对脑梗死患者来说至关重要，同时也会降低急性期的并发症如褥疮等。本研究发现，尤瑞克林对肢体功能的快速恢复具有明显作用，但更深层次的研究依然需要探索。

5. 尤瑞克林对卒中患者侧支循环的影响[5]　选择首发轻中度脑梗死患者 64 例，NIHSS 评分 <10 分，发病 72 小时内，静脉滴注，尤瑞克林和对照组各 32 例，排除标准为基线 BP<120/80mmHg，尤瑞克林每天 1 次连续静脉滴注 7 天，标准治疗包括早期抗血小板和他汀药物治疗。治疗 7 天有效率计算方法为（治疗前 NIHSS– 治疗后 NIHSS）/ 治疗前 NIHSS ≥ 18% 为有效。明显血压下降定义为 BP 低于正常或低于基线超 15%。

经 TCD 检测：经颞窗使用 2Hz 功率探头探测 MAC 主干 M1 段，IC 终末段，大脑前动脉交通前段，大脑后动脉交通前段，经枕骨大孔探测基底动脉和椎动脉。TCD 检测侧支循环和责任血流改善：TCD 检测的血流速度为评定主要参数，根据影像学、临床和 TCD 定位诊断确定脑梗死灶及相应供血动脉，并判断最可能出现侧支代偿的动脉，血管平均血流速度（Vm）≥ 10cm/s 视为侧支循环改善。

侧脑室后大脑中动脉闭塞（MACO）或闭塞可以通过软脑膜吻合，大脑后动脉和大脑前动脉建立侧支循环。

尤瑞克林组治疗 7 天后侧支循环改善呈现随时间推移下降的趋势，可能原因是治疗 7 天后病灶责任血管缺血情况得到缓解及 KKS 活性减弱。

6. 尤瑞克林与其他药物联合鸡尾酒治疗效果 [6] 一项独立于任何医药企业机构的系统性综述，针对发表于 2013 年之前的所有随机对照（RCT）研究进行整理，主要结果为 NIHSS 评分和临床有效率，同时进行固定效应的荟萃分析及荟萃回归分析，最后通过贝叶斯统计方法进行联合治疗效果的比较。结果发现与安慰剂相比，奥扎格雷钠、依达拉奉及依达拉奉联合尤瑞克林的有效率更高。奥扎格雷钠联合依达拉奉与依达拉奉单药相比有效率更高，但没有任何一种治疗策略（奥扎格雷钠，奥扎格雷钠 + 依达拉奉，依达拉奉单药）优于尤瑞克林联合依达拉奉。所以尤瑞克林联合依达拉奉是最有效的 AIS 一线治疗策略。

7. 尤瑞克林改善患者的再狭窄 [7] 该研究是针对经过 3 个月以上抗栓及他汀治疗，但大脑中动脉 M1 段狭窄率依然 >70%，且对 61 例有缺血症状的患者成功实施经皮腔内血管成形术和支架置入术（PTAS），同时术后 12 小时无急性外科并发症患者进行的。对照组应用双抗 + 他汀，治疗组（n=30）在此基础上，给予尤瑞克林治疗 7 天并接续应用胰激肽连续口服 6 个月，观察治疗后 6 个月的支架再狭窄率。结果显示治疗组再狭窄率为 10.7%，远低于对照组的 37.0%，且差异具有统计学意义（$P<0.05$）。血管事件在治疗组为 6.7%，低于对照组的 26.7%，差异具有统计学意义（$P<0.05$）。治疗组中有 3 例发生再狭窄，但均无症状。

8. 尤瑞克林对伴发糖尿病（DM）的 AIS 患者的作用 [8] 在缺血性卒中的患者中糖尿病（DM）的患病率为 21.0%~44.4%。如果入院后仔细检查，包括空腹和餐后血糖及糖化血红蛋白，糖尿病患者可以增加到 42.3%，如果加上糖尿病前期（IGT 和 IFG），卒中糖代谢异常率高达 68.7%。中国国家卒中登记数据库（CNSR）总共纳入 3 483（3 483/12 907，27.0%）例合并糖尿病的卒中患者，发现糖尿病是影响卒中死亡或致残的独立危险因素，同时罹患 DM 的患者其预后较非 DM 的 AIS 患者更差。研究表明 DM 患者尿中的激肽释放酶排量下降，用胰岛素治疗后随血糖水平下降而增加并随血糖的正常而正常，但停用胰岛素后尿中激肽释放酶水平再次下降。我们对尤瑞克林的 Ⅱ/Ⅲ 期进行合并分析，并采用多元回归分析，结果发现应用尤瑞克林可以纠正同时罹患 DM 的 AIS 患者的预后，使其预后与非 DM 的 AIS 患者相似（图 22-5）。

9. 尤瑞克林对多血管床损害的影响[9]　有研究表明冠心病患者中有 25% 合并其他血管床损害，在卒中患者中有 40% 合并其他血管床损害，在外周动脉疾病中有 60% 合并其他血管床损害。REACH 研究数据分析表明多血管床损害的患者预后更差。所以卒中可能并不仅仅是局部病变，而是基于血管的全身性病变，治疗及预防卒中也应该关注其他血管床损害的治疗。多篇研究显示 KKS 的

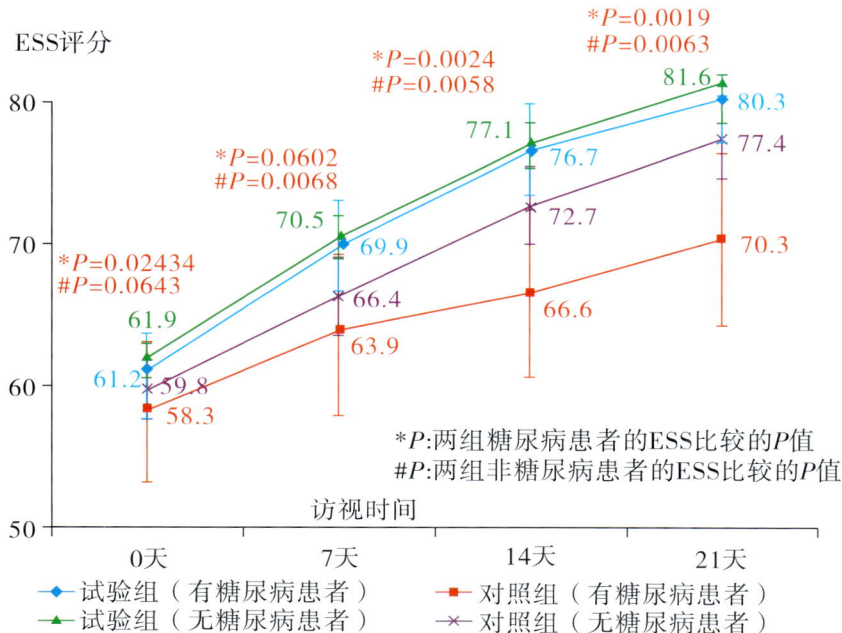

图 22-5　是否合并 DM 的 AIS 患者应用尤瑞克林的治疗效果比较

失衡与心血管、肾血管以及外周血管的损害相关，这对尤瑞克林同步改善其他血管床创造了基础理论空间，但到目前为止依然没有注射用尤瑞克林对脑血管以外的其他血管床改善的大型临床研究。

参考文献

[1] 李晓莉，侯永敏，苗丕渠.治疗急性脑梗死新药–凯力康.中国处方药，2005，11（44）：69–72.

[2] Hillmeister P, Persson PB. The Kallikrein-Kinin system. *Acta Physiol*, 2012, 206：215–219.

[3] 丁德云，吕传真，丁美萍，等.人尿激肽原酶治疗急性脑梗死多中心随机双盲安慰剂对照试验.中华神经医学杂志，2007，40（5）：306–310.

[4] 袁芳，胡涛，王艺东，等.BOLD-fMRI方法探讨尤瑞克林治疗急性脑梗死的疗效及其作用机制.中华神经医学杂志，2009，8（7）：721–724.

[5] 辛秀峰，杨万勇，谭泽锋，等.人尿激肽原酶对急性脑梗死侧支循环的影响.中国神经精神疾病杂志，2011，37（1）：54–56.

[6] Yang B, Shi JP, Chen X, et al.Efficacy and Safety of Therapies for Acute Ischemic Stroke in China: A Network meta-analysis of 13 289 Patients from 145 Randomized Controlled Trials. *Plos One*, 2014, 9（2）:e88440.

[7] Shi RF,Zhang RL,Yang F,et al.Tissue kallikrein prevents restenosis after stenting of severe atherosclerotic stenosis of the middle cerebral artery.A randomized controlled trial. *Medicine*, 2016, 95（6）：e2809.

[8] 董漪，等.注射用人尿激肽原酶在急性缺血性脑卒中患者中的疗效研究—尤瑞克林Ⅱb期及Ⅲ期临床研究荟萃分析.中华医学会第19次全国神经病学学术会议中国.广州，2016：671–676.

[9] Porcu P, Emanueli C, Kapatsoris M, et al.Reversal of Angiogenic Growth Factor Upregulation by Revascularization of Lower Limb Ischemia. *Circulation*, 2002, 105:67–72.